蘇珊·
桑塔格作品集
Susan Sontag
01

刁筱華——譯

疾病的隱喻

ILLNESS
AS METAPHOR AND AIDS AND ITS METAPHORS

【推薦序】

疾病之名

柯裕棻

人為疾病所苦，也為隱喻所蒙蔽。在蘇珊・桑塔格對疾病隱喻的分析之下，隱喻開始一一剝落，意義分解，迷思褪去，我們蒙昧的文化頹然顯露其粗糙的紋理。而經由對患者逝者哀矜的體念，對社會強權論述的反省，我們也許可以開始了解我們多麼不了解疾病，以及我們如何強詞奪理地曲解這磨折著我們的一切。

隱喻承載了文化中不可言喻的意義，它使相關的想像因此無限地延伸，而這些相關的想像因其隱而不彰的特性，直指人心的糾葛。無法被理解的現象或不能在理性層面（然而這層面何其脆弱）被解決的問題，經常訴諸隱喻來詮釋，成為看來理所當然的迷思。醫學上束手無策，致千萬人死亡的疾病成為隱喻，不但揉合了社會中對肉體苦痛，道德，欲望的不祥幻想，還迫使我們去面對（或逃避）那惘惘的，幾近永恆的威脅——死亡。

這是一本關於疾病、死亡、美學、文學與社會的書。在這本書裡，桑塔格告訴我們，墮落與昇華、天譴與救贖的種種幻想隨著細菌、腫瘤、病毒、恐慌、迷思蔓延。我們不僅竭盡所能地在醫療上尋找出路，更在文化和論述之中自圓其說，自欺欺人。當我們的身體爲疾病所苦之際，心思也隨之糾結。文學自古纏陷於生與死的網梏，訴說銷亡的恐懼，並孜孜追求昇華。然而身體的苦痛如何以身外之物的語言傾訴呢？社會的論述如何解釋疫病的恐慌呢？這焦慮於是與其他的癥結接合，而被賦予更強烈的意義，它也許被美化，也許被唾棄，無論如何都是我們自身期期艾艾的驚駭或創痛，指涉那在等待著潛伏著的，躲不過的句點。

桑塔格以三種曾被視爲絕症的疾病，肺結核、癌、愛滋病，來演繹這種隱喻，討論不同的疾病在文學藝術中呈顯的意象。桑塔格舉出無數的例子以佐證她的論點，肺結核是一種被美化得近乎昇華的疾病，病人蒼白淒涼的瘦弱被塑造爲脫俗的表徵，中文文學也有相同的傾向，因此塑造出最美的患者林黛玉和晴雯。癌症通常以體內腫瘤的邪惡意象出現，起因神秘，通常被視爲因個人因素如精神壓抑焦慮或生活飲食習性不佳而罹病。愛滋病則被與末世、災難、毀滅、陰謀等神話意象一起傳述，患者有時被分爲無辜與有辜，被大舉地污名化與放逐，彷彿是一樁罪名。

蘇珊・桑塔格說，這樣的重新書寫疾病，不是再給予疾病意義，而是要剝去其意義，不是再詮釋，而是反詮釋。隱喻無法戒絕，而須被暴露、批評、鞭打、用罄。一個社會對於它的致死疾病所採取的態度通常總結當時的道德難題，以各種價值判斷附加其上，各種疾病的患者也因此承載了相當程度的責難和排斥。例如結核病在十九世紀的西方社會被賦予的形象，總結了當時經濟的負面行為：消耗、浪費、虛擲精力。而癌症所落入的想像，是二十世紀的負面行為：畸形成長，壓抑，污染。愛滋病因其初期蔓延迅速，經常被喻為黑死病，它被視為是外來的它者，來自邪惡的黑暗大陸，原始陰暗的熱帶，它被解釋為放縱的疾病，終結社會的道德審判。桑塔格細細地將這種隱喻抽絲剝繭，放在更大的社會脈絡中觀照，剖析西方世界對愛滋病的情結仍舊肇始於宗教的想像和第一世界政治偏執狂的理想投射。她認為，這是對同性戀，第三世界，以及少數民族的污名化，將生物疾病強加解釋為精神缺陷、道德意志薄弱的報應。這是對它者異類的恐懼重新以疾病隱喻來做定義和隔離。在此，疾病既成為指控，又是懲罰。

病菌固然可怕，使得我們將自身視為戰場，隨時有著淪陷的危險，可是思想和語言的暴力、文化的偏執和恐慌在史上所造成的迫害，較之病菌猶甚。桑塔格告訴我們，因疾病之名而猖狂者，其實還有迷思與無知，爆裂地撕扯我們的身心。

【關於柯裕棻】

美國威斯康辛大學麥迪遜校區大眾傳播藝術博士。著有文集《甜美的剎那》、《恍惚的慢板》與《青春無法歸類》（大塊文化），以及小說集《冰箱》。

CONTENTS

疾病的隱喻

愛滋及其隱喻

疾病是生命的暗面，一較幽暗的公民身分。每個來到這世界的人都握有雙重公民身分——既是健康王國的公民，也是疾病王國的公民。儘管我們都希望僅使用好護照，遲早我們每個人都會成為疾病王國的公民。

我要描述的不是移居到疾病王國、住在那兒的眞正情狀，而是與那情境相關的幻想：不是疾病眞正的樣子，而是人們對它的想像。我的論題不是疾病本身，而是疾病被用為隱喻。我的觀點是疾病不是隱喻，考量疾病的最誠實方式是避開隱喻性思考。然而要在未受隱喻污染的疾病王國定居是件幾乎不可能的事。我之所以寫這本書，就是為了解釋這些隱喻，並脫離這些隱喻。

疾病的隱喻

第一章

兩種疾病特別爲隱喻所聯繫：結核病①和癌症。

由結核病在十九世紀引起的幻想，和由癌症在二十世紀引起的幻想，都是對被認爲是棘手、任性的病症的反應。這樣的病必然是神祕的。由於結核病的起因不被了解、醫生對它的處理始終無效，結核病被認爲是狡猾、無情的病。如今輪到癌症成爲狡猾的病症，癌症塡補結核病留下的空缺、成爲無情、神祕的侵略者——要到有一天，癌的起因變得明朗、治療變得有效，癌的「無情、神祕的侵略者」的角色才會消失。

儘管結核病和癌的神祕化過程是被放在新詮釋背景中解釋，結核病和癌所引起的恐懼其實是相當舊式的。任何被視爲神祕、令人害怕的病都會被認爲具有傳染性。因此，許多罹癌的人發現自己被親友排斥、成爲家人隔離的目標，彷彿癌是傳染病似的。與害了神祕惡疾的人接觸簡直有若踰越（trespass），或說像觸犯禁忌。這種病的名字被認爲有魔力。在斯丹達爾的《阿芒斯》（*Armance*, 1827）②中，男主角的母親拒絕說「結核病」這個字，因爲害怕說這個字會加速他兒子的病程。卡爾・門寧傑（Carl Menninger）③在《重要的平衡》（*The Vital Balance*）中亦指出，「癌」這個字據說能殺死某些不會（這麼快）死於癌的病人。此一觀察所以被提出，是爲了支持在當時醫學／精神病學界十分流行的愚信。「由於痛苦、沮喪、失能而來向我們求助的病人，」門寧傑醫生續指出：「有充分的權利不被貼上討厭的標籤。」門寧傑醫生建議醫生放棄「名字」和「標籤」（「我們的目標是去幫助這些人，而不是進一步加深他們的痛苦」）——這麼做的結果是增加病症的神祕性與醫學界的權威作風。「癌」這個名字令人感到恐懼。只要癌被視爲邪惡、難於征服的侵略者，而不只是病，多數罹癌者就會因獲悉罹癌而心憂氣沮。解決之道不是不告訴癌症病人事實，而是矯正對癌的看法，解除附在癌身上的迷思。

十九世紀時，獲悉人患了結核病就如同聽聞人被判死刑，——就像在今天，在一般人的想像裡，癌等同於死亡，——對結核病患者隱瞞病情是很普通的事。即使對知道自己得病的病人，醫生和家人通常也不願談論。「老實說我未得知任何確切的事，」卡夫卡（Kafka）在一九二四年四月從療養院（他兩個月後死於該地）寫信給一位朋友道：「因爲只要一談論結核病……每個人就都害羞、逃避、言詞閃爍。」隱瞞癌症的傳統甚至更爲強固。在法國和義大利，醫生將癌診斷通知病人家人而不通知病人仍是常態；醫生認爲癌診斷對除了極其成熟、睿智的病人以外所有病人都是無法忍受的（一位頂尖法國腫瘤學者告訴我，他的病人中少於十分之一知道他們罹癌）。在美國——部分因爲醫生害怕治療失當的訴訟——如今對病人有較多的坦白，但美國最大的癌症醫院以未署名寄件人的信封郵寄通知書和帳單給門診病人，理由是病人的家人可能不知道病人所患的病。由於罹癌可能是危害愛情生活、升遷機會、甚至工作的一個醜聞，知道自己得癌的病人往往極其謹愼，不輕易向人吐露病情。一九六六年通過的聯邦法「訊息自由法」（Freedom of Information Act），將「接受癌治療」列在「排除條款」裡，不將「接受癌治療」列在公布項目（disclosure matters）之內，因爲癌治療訊息的揭露「會是對個人隱私的不當侵犯」。癌是唯一提到的病。

癌症病人的病情遭隱瞞，與癌症病人不輕易吐露病情，顯示在進步工業社會要與死亡達成協議是多麼困難。由於死亡現在是一無意義的事件[4]，因此癌廣被視爲死亡同義字的病就被體驗爲不光彩的病。「對癌症病人隱瞞病情」政策反映「瀕死的人最好不知道他們瀕死的消息，好死是突然的死，最好是在我們無知覺或睡覺時發生」的堅信。然而對死亡的否定未能解釋對癌症病人隱瞞病情的眞正原因；它未觸及最深的恐懼。罹心臟病的人在數年內死於心臟病發的機率，至少和罹癌的人很快死於癌的機率一樣高。但沒有人會想到對心臟病病人隱瞞病情：患心臟病沒有什麼羞恥可言。癌症病人被隱瞞病情，不只因爲癌症是（或被認爲是）絕症，而且因爲癌症被認爲是卑污的——cancer這個字的原意有壞兆頭、可惡、使人反感等意。心臟病則意味著身體衰弱；沒有羞恥、沒有曾圍繞結核病患者、仍圍繞癌症患者的禁忌圍繞心臟病。屬於結核病和癌的隱喻暗示一般人對結核病和癌存有歧視。

譯註

① 結核病（tuberculosis）是由結核桿菌造成的傳染病，特徵是在身體各個組織有結節形成，尤其在肺部位。脾、腎、淋巴腺、肝、腸、腦也在較小程度上被捲入。結核病的症狀是可見的，諸如臉上發紅、消瘦、夜汗。

② 《阿芒斯》是法國作家斯丹達爾一八二七年的長篇小說。

③ 門寧傑為二十世紀美國著名精神科醫師，他在一九二〇年與乃父設立門寧傑診所，又在一九四一年成立門寧傑基金會，負責精神病學的研究、訓練、公共教育。門寧

傑著有《人之心》、《精神分析技巧理論》等，對精神病學貢獻良多。

④譯註：十九世紀之前，死亡經常是被崇高化的，死亡被附加超越、淨化等意義。十九世紀中葉之後，由於宗教式微、社會世俗化，死亡逐漸平常化、被看成與世俗中一般事無異、不再有象徵性意義。此所以桑塔格說 As death is now an offensively meaningless event。

第二章

在結核病和癌的大部分歷史中，它們的隱喻是交纏在一起的。《牛津英文辭典》早在一三九八年便將"consumption"（消耗）用作 pulmonary tuberculosis（肺結核）的同義字❶。（John of Trevisa①："When the blode is made thynne, soo folowyth consumpcyon and wastyng."〔當血氣變薄，便產生了肺結核和衰弱。〕）但癌的前現代意義也煽喚起消耗概念。《牛津英文辭典》對癌所下的定義可視爲癌的早期比喻性定義：「任何慢慢、祕密地侵蝕、損傷、腐蝕、消耗的事物，皆可稱做癌。」（Thomas Paynell②在一五二八年指出：「癌是侵蝕身體各部的陰悒膿腫。」）癌的最早照事實的定義（literal definition）是一瘤、疙瘩、或結節，而癌的名字——來自希臘文 karkinos 和拉丁文 cancer，兩者都有「蟹」的含意——按蓋倫（Galen，古希臘醫師）的說法，是因瘤的腫脹血管酷似蟹腿而起，並非如許多人以爲的，因爲轉移性疾病徐行如蟹。但語源學指出：結核病也曾被視爲一種不正常突起：tuberculosis 這個字——來自拉丁文 tūberculum，爲 tūber、bump、swelling 的指小詞③——意指病態的腫脹、結節、突起、或贅瘤❷。在一八五〇年代建立細胞病理學的魯道夫・菲爾肖（Rudolf Virchow），認爲結核是一贅瘤。

因此，從古至今④，結核病——在類型學上——即是癌。癌像結核病一樣，被描述爲身體被消耗的過程。直到細胞病理學發展後，結核病和癌的現代定義才被設定。唯有藉著顯微鏡，才可能捕捉癌作爲一種細胞活動的特殊性，並了解癌未必以瘤的形式出現（十九世紀中葉前，無人視白血病爲癌）。直到一八八二年——彼時結核病被發現是種細菌感染——之後，才可能區分癌與結核病。醫學思考上的此等進步使得癌與結核病的隱喻變得截然二分．癌的現代幻想然後能開始成形——這個幻想從一九二〇年代起繼承了由結核病的幻想所戲劇化出的問題，但結核病和癌和它們的症狀是以相當不同的方式被理解。

結核病被理解爲肺所產生的病，而癌被理解爲能發生在任何器官、可蔓延至全身的病。

結核病被理解爲起伏激烈的病：（臉色的）蒼白與暈紅，亢奮與疲倦交錯。此病的陣發性過程可由結核病的典型症狀——咳嗽——看出。患者爲咳嗽所苦，然後平靜，恢復呼吸，正常地呼吸；然後又咳嗽。癌是瘤病（這瘤有時看得見，更多情形下是生長在體內），這瘤是惡性瘤，最終成長爲可被測量、不斷生長的致命的瘤。儘管可能有瘤生長被遏止的時期（病痛緩解），癌未製造如結核病那種亢奮和疲倦交錯的症狀。結核病患者是有時蒼白；癌症病人的蒼白是不變的。

結核病使身體透明。X光——結核病的標準診斷工具——使人得以看見自己的內在——也就是與自己素面相見。結核病從早期起就被理解爲富於可見症狀（逐漸消瘦、咳嗽、疲倦、發燒），且能突然地、戲劇化地被揭示（手帕上的血）。就癌而言，主要症狀則被認爲是肉眼看不見的——直到末期，症狀才變得肉眼看得見。癌——經常在碰巧的情形下或在例行身體檢查中被發現——能在不顯露任何可見症狀的情形下進展迅速。擁有不透明身體的人必須被帶到專家那兒，才能明白自己是否患癌。專家能藉分析身體組織來判斷。結核病病人可以看到自己的X光照片或甚至擁有它們：《魔山》（*The Magic Mountain*）裡的療養院中的病人將他們的X光照片帶在胸前口袋裡。癌症病人不看他們的切片檢查。

結核病始終被認爲能製造欣快感、增大的胃口、增強的性欲。《魔山》中結核病病人的食物療法之一環是吃第二頓早餐。癌則被視爲減低生命力，使吃成爲痛苦的經驗、鈍弱的欲望。結核病病人被想像成性欲強、並散發超凡誘惑力。癌則被看做是減損性欲的。但結核病的特徵在於它的許多病狀是騙人的，——虎虎生風其實是來自衰弱，看起來像健康標誌的玫瑰色面頰其實是來自發燒，——活力爆發可能是逼近死亡的前兆（這類活力爆發通常是自毀的，且可能是毀人的：記得 Doc Holliday 這則老西部傳奇⑤嗎？患結核病的槍手由於病的蹂躪而大開殺戒）。癌的症狀則是眞實不欺的。

結核病是分解、發燒、去物質化；它是液體病——身體變成痰、黏液、唾沫、血——及氣體病、「需要更好空氣」的病。癌是退化，是身體組織轉成硬物。一八九二年死於癌症的艾麗斯・詹姆斯（Alice James）⑥，在死前一年於其日記中寫道：「此一在我胸中的邪惡花崗岩物質。」但此瘤是活生生的、有自己意志的胎兒。諾瓦利斯（Novalis）⑦在一七九八年爲其百科全書計畫所寫的一份大綱中，將癌與壞疽（gangrene）定義爲「發育完全的寄生動物——它們生長，被產生，產生，有自己的結構、分泌液、咬囓。」癌是惡魔似的妊娠。聖哲羅姆（St. Jerome，四世紀基督教學者）寫道：「在那兒挺著腫脹肚子的那個人是孕育著自己的死亡。」彼時必定是想著癌。儘管癌和結核病都是令人消瘦的病，因結核病而失去體重和因癌而失去體重非常不同。就結核病而言，人「被消耗」、被燃燒。以癌來說，病人被異細胞「侵入」，異細胞繁殖，造成身體功能障礙。癌症病人「枯萎」（艾麗斯・詹姆斯語）或「縮小」（威廉・賴希〔Wilhelm Reich〕⑧語）。

結核病是時間之病；它加速生命，照亮生命，使生命充滿精神。在英文和法文裡，都有肺癆「飛跑」（gallop）⑨的講法．癌則有階段而無步速；它是「終點的」（terminal）。癌緩慢地、在不知不覺中發生作用：訃聞中的標準委婉說法是某人「在久病後過世」。癌的每一特性描述都將癌描述爲慢，因此癌在一開始是被用做比喻。"The word of hem crepith as a kankir,"⑩威克里夫（Wyclif）⑪在一三八二年寫道（翻譯聖經新約提摩太後書二章十七節中的一句話）；而在癌的最早比喻性用法裡癌是作爲「無爲」和「怠惰」的比喻。❸在比喻上，癌與其說是時間之病，還不如說是空間之病。癌的主要比喻指向地形學（癌「擴散」或「增殖」或「散布」；瘤必須經由手術來「切除」），它最受人害怕的結果（除死亡外）是身體的毀損。

結核病則經常被想像成貧乏之病——單薄的衣服，細瘦的身軀，冰冷的房間，差勁的衛生，不足夠的食物。《波希米亞人》（*La Bohème*）中咪咪的閣樓很能顯示結核病病人的貧乏；《茶花女》（*La Dame aux camélias*）中的結核病患者瑪格麗特．戈蒂埃活在富裕中，但在內心她是個流浪者。相對地，癌是中產階級病，與富足、奢華相連的病。富裕國家有最高的罹癌率，而日增的罹癌率被視爲（部分）由富於脂肪、蛋白質的食物及有毒臭氣造成。結核病治療被等同於刺激胃口，癌治療則被等同於噁心和倒胃口。營養不良者拚命吃，營養過剩者不能吃。

結核病病人被認爲能經由環境轉變而得助益。有種觀念指出結核病是一濕病（wet

disease）。身體內部變得潮濕（「肺內的濕氣」是一常用的用語）而必須被弄乾。醫生建議到高、乾地方——山、沙漠——旅行。但癌症病人不被認爲能經由環境轉變得益。與癌的戰鬥全在人體內進行。可能是環境中的物質造成癌，但一旦癌出現，遷往較佳環境無法治癒癌或減輕癌。

結核病被認爲不給病人帶來痛苦，癌則被認爲給病人帶來無限痛苦。結核病被認爲提供輕鬆的死，癌則被認爲提供十分痛苦的死。百年來結核病始終是賦予死亡意義的受歡迎方式——結核病被認爲是有教訓意味的、精緻的病。十九世紀文學充斥著年輕人（如《湯姆叔叔的小屋》裡的小伊娃、《董貝父子》裡的董貝的兒子保羅、《尼古拉斯・尼克爾貝》裡的史邁克⑫）死於結核病，這樣的死經常是無症狀、不可怕、喜氣洋洋的，狄更斯在《尼古拉斯・尼克爾貝》中便將結核病描寫爲「美化」死亡的「可怕的病」。

> 就結核病的情形而言……精神和肉體間的搏鬥是那樣徐緩、平靜、莊嚴，而結果是那樣明確，即逐漸地，肉體凋零、敗壞，而精神卻因負擔減輕而逐漸輕盈、快活……❹

結核病造成的死是崇高、平靜的，癌造成的死（如湯瑪斯・沃爾夫《時間與河流》中的尤金・岡特的父親及柏格曼電影《哭泣與耳語》中的妹妹的死⑬）則是卑賤、痛苦的。瀕死的結核病患者被描寫爲美麗、有精神；瀕死於癌的人則被刻畫成被剝奪了一切自我超越能力、受恐懼和痛苦羞辱。

以上對照是引自結核病和癌的通俗神話的對照。自然，許多結核病患者死得相當痛苦，而有些死於癌的人至死不感到痛苦或只感到些微痛苦；窮人和富人都會得結核病和癌；且不是每個得結核病的人都會咳嗽。但神話持續。這不只是因爲肺結核是最普通的結核病形式，這是因爲結核病的神話不符合腦、喉、腎、脊椎等結核桿菌也能停駐的地方，但與肺關聯的傳統形象（氣息、生命）確有緊密聯繫。

結核病承擔屬於肺——肺是位於身體上部——的特質，癌則以攻擊令人羞於承認的身體部位（結腸、膀胱、直腸、胸、子宮頸、前列腺、睪丸）而聲名狼藉。長瘤通常會引起一些羞愧感，但在身體器官的階層體系裡，肺癌被認爲比直腸癌少令人羞愧。而一非腫瘤形式的癌如今出現在商業小說中取代了曾由結核病壟斷的角色，作爲斬斷年輕生命的浪漫病（艾力克・席格《愛的故事》中的女主角死於白血病——癌的「純潔」形式——而非死於胃癌或乳癌）。肺病是靈魂病❺。癌，作爲一能攻擊任何部位的病，是身體病。癌並不揭示任何精神性的東西，相反卻顯示身體只是身體。

上述迷思興盛，因爲結核病和癌被認爲不只是致命的病，它們被等同於死亡。在《尼古拉斯・尼克爾貝》裡，狄更斯將結核病描述爲：

生和死如此奇異地糾結的一種病，死亡取得生命的光輝和色彩，生命取得死亡的憔悴和可怕；這是藥無法醫好、窮人和富人都會得的病……

卡夫卡在一九一七年十月寫信給馬克斯・布羅德（Max Brod）⑭道：「我逐漸認爲結核病……不是什麼特殊的病，也不是配有個特殊名字的病，而只是不治之症……。」癌也引起類似的思考。癌症觀點與威廉・賴希不謀而合的喬治・格羅戴克（Georg Groddeck）⑮，在《它之書》（*The Book of the It, 1923*）中寫下對癌的看法：

在關於癌的所有理論中，只有一種通過了時間的考驗，那就是癌導致死亡。我的意思是不致命的就不是癌。由此你可推斷我對治癒癌不抱希望……

儘管在治療癌症上已有相當進展，許多人仍贊同格羅戴克的等式：癌＝死。但圍繞結核病和癌的隱喻揭示了對疾病的看法，及此看法如何從十九世紀（彼時結核病是最普遍的死因）演化到二十世紀（是時癌是最受人害怕的病）。浪漫主義者以新方式解釋死亡的寓意：結核病造成的死消解了肉體，卻靈化了人格、擴大了意識。經由對結核病的幻想，死亡可能獲得美化。身染結核病的梭羅，在一八五二年寫道：「死亡和病經常是美麗的，如……肺結核的熾熱光輝。」無人會以思考結核病的方式思考癌——無人會把癌造成的死想成美麗的死。癌對詩而言仍是稀罕、不體面的題材；美化癌似是不可想像的。

作者註

❶ 高德弗洛伊（Godefroy）《古法文辭典》引證貝納・德・戈登（Bernard de Gordon）的《實踐》（Pratiqum, 1495）：「肺痨也者，會燒光整副軀體的肺部潰瘍。」

❷標準法文辭典裡可見到同樣的語源說明。"La tubercule"在十六世紀由安布洛斯・帕雷（Ambroise Paré）自拉丁文tuberculum（意指"petite bosse"〔小瘤〕）引入。在狄德羅（Diderot）的《百科全書》（*Encyclopédie*）裡，有關結核病的詞條（1765）引證由英國醫師李查・摩頓（Richard Morton）在其《生理學》（*Phthisiologia*, 1689）中所下之定義：「寄生身體表面的小瘤。」在法文裡，所有小皮膚瘤均曾被稱為"tubercules"；在科赫（Koch）發現結核桿菌後，"tubercules"才變得限於「結核病」的含意。

❸《牛津英文辭典》對"canker"（癰）給了如下的隱喻用法：「那致命的、最具傳染性的canker，懶惰」——T. Palfreyman, 1564。並對"cancer"（在一七〇〇年左右取代"canker"）給了如下的隱喻用法：「懶惰是種Cancer，吃掉時間王子所創造出的崇高事物」——Edmund Ken, 1711。

❹近一世紀後，在約翰・米德爾頓・默里（John Middleton Murry）所編的曼斯菲爾德（Katherine Mansfield）身後出版的《日記》（*Journal*）裡，默里用類似的語言來描述曼斯菲爾德在其生命的最後一日：「我從未見過，也不可能見到，任何人像那日的她那樣美麗；彷彿絕妙的完美已完全攫住她。用她自己的話說便是，最後一滴『沉澱物』、最後的

『塵世墮落的痕跡』，已永遠離她而去。但是她是犧牲了她的生命才保留住這份美麗。」

❺龔古爾兄弟在其小說《傑維賽夫人》（*Madame Gervaisais*, 1869）裡，稱呼結核病為「此人類崇高部位的病」，將它與「身體粗糙、卑下器官的病……」比較。在湯瑪斯・曼的早期小說《特里斯坦》（*Tristan*）裡，年輕妻子得了氣管的結核病：「……氣管，不是肺，真謝謝天！但問題是，要是她得的是肺結核，這位新病人是否會看來比她現在（她蒼白、虛弱地向後靠在她純白的搪瓷搖椅裡，在她壯健的丈夫旁，聆聽談話）更純潔、幽雅、離此世種種更遠些。」

譯註

①特里維沙的約翰（C.1326-C.1402）為英國作家，他曾將一本世界史與一本自然科學百科全書譯成英文，兩譯本都成為中古時代末期標準本。

②Thomas Paynell（1528-67）為英王亨利八世治下人，為人道主義者、神職人員、翻譯家。

③如booklet為book的指小詞，lambkin為lamb的指小詞。

④這裡的從古至今（from late antiquity until quite recently），大約指十五世紀到十九世紀上半葉一段期間。

⑤Wyatt Earp和Doc Holliday是美國西部傳奇中一對鏢客。導演Frank Perry曾據此兩人的故事而在一九七一年拍成《Doc》一片。

⑥Alice James為Henry James、William James之妹，在文字上亦有才華，桑塔格的劇本Alice in Bed，其中的Alice即是Alice James。

⑦諾瓦利斯（1772-1801），德國詩人，起先研究哲學，後投入地質學。他的主要作品是小說《海因利希・馮・歐夫特丁根》（*Heinrich von Ofterdingen*），但因他死於結核病而未完成。

⑧威廉・賴希（1897-1957），奧地利精神科醫生暨生物物理學家，曾在佛洛伊德於維也納的心理分析研究室任研究員多年，後與佛洛伊德及精神分析學派決裂。賴希一九三九年被迫離開納粹德國，定居於紐約市，除繼續在生物物理學的獨立研究外，並在社會研究新學院教書，並在一九四二年創立Orgone學會。

⑨英文中有galloping consumption的說法，法文中則作phtisie galopante，「奔馬癆」

之意，指一種急劇發展的肺結核。

⑩ 這句的意思大約是：「他們所談的是像那腐蝕肌肉的毒瘡。」

⑪ 威克里夫（C.1328-1384），英國改革者，在世期間努力宣揚聖經權威，為反抗教會腐敗的鬥士。他譯的聖經為英國語文史上的偉大里程碑。

⑫ 《湯姆叔叔的小屋》為美國女作家H.B.斯托的反奴隸制小說，又譯《黑奴籲天錄》。《董貝父子》（*Dombey and Son*）及《尼古拉斯・尼克爾貝》（Nicholas Nickleby）皆為狄更斯的作品。

⑬ 《時間與河流》（*Of Time and the River*）為美國小說家沃爾夫（Thomas Wolfe）一九三五年的小說。《哭泣與耳語》（*Cries and Whispers*）是柏格曼一九七三年的作品。

⑭ 布羅德為奧地利小說家和評論作家，與卡夫卡為多年至交，後來成為研究卡夫卡的權威。

⑮ 格羅戴克（1741-1803）為德國作家、社會改革者、醫生，除*The Book of the It*外，著有*The Meaning of Illness:Selected Psychoanalytic Writing* (1977)

第二章

結核病的迷思和癌的迷思間最明顯的相似點，是兩者都被理解爲熱情病。結核病中的發燒是內在的燃燒的標誌；結核病患者是被熱情「燃燒」的人，該熱情導致身體消亡。得自結核病的、描寫愛的隱喩──「生病的」愛、「燃燒的」熱情的意象──在浪漫主義運動來臨以前很久即已盛行[1]。自浪漫主義者開始，意象反轉，結核病被視爲一種愛病。在一封自那不勒斯寄出的一八二〇年十一月一日的心碎的信裡，永遠與芬妮·布朗分離的濟慈寫道：「如果我有自結核病中復原的機會，這熱情會殺了我。」如《魔山》中的一個角色所解釋的：「結核病的症狀不過是愛的力量的呈顯；結核病只是轉形的愛。」

結核病曾被看做來自折磨鹵莽、熱情者的太多熱情，今日許多人則認爲癌是感情不足的病，折磨那些在性方面壓抑、抑制、無活力、無能表達憤怒的人。此二看起來相反的診斷其實是同一觀點的相仿版本。因爲兩心理敘述都強調活力的不足，或突然停止不前。結核病雖被歡慶爲熱情病，但它也被視爲壓抑病。紀德《背德者》中心性高遠的英雄得結核病（部分爲紀德的自傳），因爲他壓抑了他眞實的性傾向；當這位英雄接受生命，他復原了。要是這小說在今日寫出，他該得的是癌才對。

癌如今被想像成壓抑的報應，結核病則曾被解釋爲挫折的蹂躪。今天，有些人認爲解放的性生活是避開癌的良方，而在過去，性常被認爲是治療結核病的良藥。在《鴿翼》（*The Wings of the Dove*）①中，米莉・蒂爾的醫生建議以戀愛事件來作爲對其結核病的治療；而當她發現她的三心兩意的追求者，莫頓・丹雪，祕密地與她的友人凱特・克洛伊訂婚時，她死了。而在濟慈於一八二〇年十一月所寫的信裡，他呼喊道：「我親愛的布朗，我該在我健康時擁有她，且我該保持健康才對。」

根據結核病神話，結核病是受熱情誘發。但這熱情必受阻擋，希望必受挫。而這熱情，儘管通常是愛情，可以是政治或道德熱情。在屠格涅夫《前夕》（*On the Eve*, 1860）的末尾，小說的主角、年輕的保加利亞流亡革命分子因沙洛夫，明白他無法返回保加利亞，在威尼斯的一家旅館裡，他因渴望與挫折而生病，得結核病，然後死去。

根據癌神話，是壓抑感情造成癌。在此幻想較早、較樂觀的形式裡，被壓抑的感情是性欲；如今在顯著轉變裡，壓抑憤怒被想像能造成癌。殺死因沙洛夫的受阻情感是理想主義，人們認為若不排出就會給他們帶來癌的感情是憤怒。沒有現代的因沙洛夫。反之，有像諾曼・梅勒（Norman Mailer，美國小說家）這樣的恐癌者（cancerphobes），他最近指出要是他不殺妻、「為憤激找到安頓之所」，他會得癌、「在幾年之內死亡」。這個幻想與曾屬於結核病的幻想相同。

將癌與壓抑感情相連的現代幻想，多數起源自威廉・賴希，他將癌定義為「由情感退卻——生理／精神退縮、放棄希望——而來的病。」賴希以佛洛伊德的癌闡釋他的有力理論，他認為癌是在天生熱情而「婚姻相當不美滿」的佛洛伊德臣服於退卻時開始的：

他過著非常平靜、安靜、合宜的家庭生活，但無疑他在性方面非常不滿足。他的退卻和他的癌都是性方面不滿足的證據。佛洛伊德必須放棄性欲。他必須放棄他的個人歡樂，他的個人欣喜，在他中年……如果我的癌觀點是正確的，你得癌是因為你放棄，你放棄——然後，你退縮。

托爾斯泰的《伊凡・伊里奇之死》（*The Death of Ivan Ilyich*）常被引證為癌與退卻間關聯的

個案史。但同樣理論曾被格羅戴克應用於結核病，格羅戴克將結核病定義為：

渴望死去。欲望必須死去，然後，對性愛的進、出、起、落（這體現在呼吸中）的欲望必須死去。肺也隨著欲望死去……身體死去……。❷

就如今日的癌敘述，十九世紀典型的結核病敘述都將退卻列為結核病的起因。它們也顯示，隨著病的進展，人如何變得退卻——咪咪和茶花女的死亡，是因為她們放棄了愛，而這放棄為退卻的姿態所美化。羅伯·路易·史蒂文生（Robert Louis Stevenson）②寫於一八七四年的自傳論文〈信神的南方〉（Ordered South），將結核病患者的情形描述為「自生命熱情中慢慢退縮」，而照文中的描述看來，退卻是結核病患者迅速衰退的特徵。在《湯姆叔叔的小屋》裡，小伊娃平靜就死，在死前幾個禮拜向父親宣布：「我的體力每日消褪，我知道我必須走。」在《鴿翼》中，作者將米莉·蒂爾的死描述為「她把臉轉向牆」。結核病被再現為消極的死，經常它是一種自殺。在喬伊斯的〈死者〉（The Dead）中，邁可·傅瑞在葛麗塔·康洛伊離家赴神學院前的那一晚，冒著雨站在她的花園中；她哀求他回家；「他說他不想活」，一周後，他死亡。

結核病患者可能被再現為熱情的，但更經常地，是被再現為活力、生命力不足（在此幻想的當前版本中，易得癌的人是那些性欲不足或無法表達憤怒的人）。龔古爾兄弟便曾這樣解釋他們的朋友莫傑（《波希米亞生活場景》〔*Scènes de la vie de Bohème* 〕的作者）的結核病：他是死於「缺乏活力」。邁可・傅瑞是「非常纖敏的」，如同葛麗塔・康洛伊對她「強壯、高大」、雄赳赳、突然興起醋意的丈夫所解釋，結核病被歡慶為天生體弱者、敏感、被動者所得的病（前拉斐爾藝術中渴望但近乎睏倦的美女，在孟克所描寫的消瘦、眼睛空洞、患結核病的女孩中重現了出來）。儘管死於結核病的標準再現將重點放在感情的崇高化上，反覆出現的結核病紅伶形象顯示結核病亦被認為能使患者性感。

像所有成功的隱喻一般，結核病隱喻豐富到足以提供兩種矛盾的應用。它描寫某人的死太「美好」了，以至於不可能和性有關：這是對天使心理學（angelic psychology）的伸張；它也是種描寫性欲的方式——同時為放蕩開脫。放蕩被解釋為生理衰微狀態。它既是描寫性欲、宣揚情欲主張的方式，也是描寫壓抑、宣揚崇高化主張的方式，結核病引起「靈魂痲痺」（羅伯・路易・史蒂文生語）和崇高感情瀰漫。尤其，它是肯定心理上較自覺、較複雜的價值（value of being more conscious, more complex, psychologically）的方式。健康變得平凡，甚至醜陋。

作者註

❶ 就如在喬治・埃思里奇爵士（Sir George Etherege）的劇本《時尚之人》（*The Man of Mode*, 1676）的第二幕第二景中所示：「當愛生病，我們能做的最好的事是讓愛速死；我不能忍受徘徊的、消耗性的感情的凌虐。」

❷ 此段繼續：「……因為欲望在病時增加，因為精液反覆消散於唾沫中之罪（guilt of the ever-repeated symbolic dissipation of semen in the sputum）不斷增大，……因為『它』讓肺病帶美到眼和面頰，引誘人的毒啊！」

譯註

① 《鴿翼》（1902）是美國小說家、散文家、文學評論家亨利・詹姆斯的小說。

② ：史蒂文生（1850-94），蘇格蘭小說家、詩人、隨筆作者，一生與結核病對抗。他最有名的作品為《金銀島》。

第四章

羅結核病似乎在十八世紀中期左右即已與浪漫相連。在戈德史密斯（Oliver Goldsmith）①對鄉下生活的嘲諷——《委曲求全》（*She Stoops to Conquer*, 1773）的第一幕第一景裡，哈德卡索先生正對哈德卡索太太溫和地抗議有關她多麼寵壞她與湯尼·路普金的前次婚姻所生的粗野兒子：

哈德卡索太太：該怪我嗎？這可憐孩子總是病得無法做任何好事。上學會整死他。等他強壯一些，讓他學一兩年拉丁文如何？

哈德卡索先生：讓他學拉丁文！絕不成。不，不，酒館和馬房是他唯一能去的學校。

哈德卡索太太：嗯！我們別折磨這可憐孩子了，因爲我相信他快死了。任何人都能從他臉上看出他得了肺結核。

哈德卡索先生：唉！要是長得太胖是症狀之一多好。

哈德卡索太太：他有時咳嗽。

哈德卡索先生：沒錯，當他的呼吸不順的時候。

哈德卡索太太：我擔心他的肺。

哈德卡索先生：我也是；因他有時像具喇叭般喘息——（湯尼喘息，在景後）——噢！

他來了——一個得結核病非常重的人，誠然。

此交談顯示關於結核病的幻想已是一被接受的概念，蓋哈德卡索太太不過是她所嚮往的時髦倫敦世界（這是戈德史密斯戲劇的觀眾）的陳腐思想的一本選集❶。戈德史密斯認爲結核病神話已被廣泛散播——結核病可以說是文雅的病。對勢利的人、暴發戶、汲汲營營者而言，結核病是文雅、細緻、敏感的人所得的病。在十八世紀的新社會／地理流動下，價值和地位不是既定的；它們必須被主張，它們經由對服飾的新觀念（「流行」）和對疾病的新看法被主張。服飾（身體的外在裝飾）和病（一種身體的內在裝飾）成爲對自我的新態度的比喻。

雪萊這位結核病患者在一八二〇年七月二十七日寫信給另一位結核病患者濟慈道：「我已獲悉你一直帶著結核病外貌。」這句話含意頗深。結核病被理解爲一種外表，而那外表成爲十九世紀禮儀的標誌。痛快地吃成爲粗魯的事。面有病容是光榮的。「蕭邦在好健康不流行的時候成爲結核病患者，」聖桑（Camille Saint-Saens）②在一九一三年寫道：「蒼白、削瘦是時髦的。貝勒喬約索公主沿大道散步……蒼白得跟死人一樣。」聖桑將蕭邦這位藝術家與當時最著名的「致命的女人」（她對通俗化結核病相貌貢獻良多）連結在一起是對的。受結核病影響的身體是貴族相貌的新典範——在貴族不再是權力事、而開始是形象事的時候（「人絕不可能太富有，人絕不可能太瘦。」溫莎公爵夫人曾經這麼說）。誠然，結核病的浪漫化是「將自我催促成一形象」的第一個普遍例子。一旦結核病相貌逐漸被視爲卓越、教養的標誌，結核病相貌便必然被視爲有吸引力的。「我不斷咳嗽！」瑪莉・巴希克特塞夫（Marie Bashkirtsev）在一度廣受閱讀的《日記》（*Journal*，在一八八七年，作者〔於二十四歲〕死後出版）中寫道：「但奇妙的是，結核病非但不使我看來醜陋，反而賦予我一種非常合適的鬱悶氣息。」曾是豪門「致命的女人」和有抱負的年輕藝術家的風尚，結核病最終成爲一般人的流行。二十世紀女性對瘦的崇拜是（關聯於十八世紀末、十九世紀初結核病的浪漫化）隱喻的最後據點。

被稱爲「浪漫痛苦」（romantic agony）的文學／情色態度起源自結核病和結核病經由隱喻而產生的轉化。痛苦在對病的症狀的風格化敘述（例如，debility 被轉化成 languor③）中變得浪漫，痛苦被壓制了。軟弱的、胸部空洞的年輕女性和蒼白、佝僂病的年輕男性視彼此爲此（在那時）最無可救藥、折磨人、可怕的病的候選人。「當我年輕的時候，」代奧菲爾・戈蒂埃（Théophile Gautier）④寫道：「我不能接受體重超過九十九磅的抒情詩人。」（注意戈蒂埃說的是抒情詩人，顯然明白小說家體格較粗壯的事實。）逐漸地，（象徵迷人的脆弱、驕人的敏感的）結核病相貌變得愈來愈成爲女人的理想面貌——而十九世紀中、末期的傑出男人變胖、建立工業帝國、寫很多的小說、作戰、征伐。

也許有人會說，結核病的浪漫化只是文人對結核病的美化，而在結核病劫掠的年代，結核病可能被認爲是噁心的——就如現在的癌。這種看法有它的道理。確然，每個十九世紀的人都知道結核病患者的呼吸中帶股惡臭（龔古爾兄弟在描述對臨終的莫傑的拜訪時，指出「他的臥房中的腐肉氣味」）。然而所有證據都顯示，對結核病的崇拜不只是浪漫詩人和歌劇劇本作者的發明，而是一普遍態度，死於結核病的人確實被視爲具有浪漫人格。我必須指出，結核病的現實比不上重要新觀念，特別是個體性的觀念。是因著結核病，個人病的觀念，「人在面對死亡時變得較自覺」的觀念才被勾畫出，而在繞著結核病產生的意象裡我們能看到現代個體性觀念浮出，這觀念在二十世紀採取了較尖銳的形式。疾病是使人變得「有趣」——有趣是「浪漫」的最初定義——的一種方式（施萊格爾〔Schlegel〕⑤在其論文〈研究希臘詩有感〉〔On the Study of Greek Poetry, 1795〕提出「有趣」作爲現代詩——即浪漫詩——的理想）。諾瓦利斯在一七九九至一八〇〇年的一篇未完遺稿裡寫道：「完全的健康只具有科學上的有趣性，眞正有趣的是疾病，疾病屬於個體化。」此一「病人是多麼有趣」的概念在尼采《權力意欲》中獲得其最大膽、最錯綜複雜的形式，儘管尼采很少提及「結核病」這個名稱，那些有關個人衰弱和文化衰竭的著名判斷結合、擴大了許多有關結核病的陳詞濫語。

死的浪漫化肯定了人由於疾病而變得更非凡、更有趣。「我看來蒼白，」拜倫說，望進鏡裡：「我該死於結核病才對。」「爲什麼？」一個朋友問，他於一八一〇年十月在雅典訪視拜倫。「因爲女士們都會說：『看那可憐的拜倫，他在臨死時看來是多麼有趣。』」或許浪漫主義者獻給感性的最主要禮物不是殘酷美學及疾病之美（如馬利歐・普拉茲〔Mario Praz〕在其著名書⑥中所暗示），也不是對無限個人自由的需求，而是「有趣」這個虛無、感傷概念。

悲傷使人變得「有趣」。悲傷、無力是優雅、感性的標誌。在斯丹達爾的《阿芒斯》（*Armance*）中，焦急的母親被醫生安慰歐克塔夫不是受苦於結核病，而只是受苦於那「他那一代的年輕人常有的憂鬱」。悲傷和結核病變成同義字。瑞士作家亨利・艾米爾（Henri Amiel，本身是結核病患者）在一八五二年於其《私密日記》（*Journal intime*）中寫道：

> 天空籠罩在灰裡，幽幽的陰影散布在天空四周，霧飄蕩在遠山；大自然自暴自棄，葉落在四周，如青春在不可救藥的悲傷之淚下的失落幻影……樅樹，精神奕奕地孤立著，青綠，在此普遍的結核病當中冷靜自持。

但必須是敏感的人才能感受到此等悲傷，或必須是敏感的人才能得結核病。結核病神話構成古老憂鬱概念長遠歷史中重要情節——根據四體液論（theory of the four humors），結核病是藝術家的病。憂鬱的人——或結核病患者——是優越的人：敏感、富創造力、與人疏離。濟慈和雪萊可能深受結核病之苦。但雪萊安慰濟慈「此肺病尤其喜歡如你這般寫好文章的人……」。連結結核病與創造力的陳腔濫調是如此根深柢固，以至於在十九世紀末有位評論者指出，是結核病的逐漸消失造成當前文學／藝術衰退。

但結核病神話提供的不只是創造力的解釋而已，它提供波希米亞生活模型。結核病患者是一脫俗的人、不停尋找有益於健康的地點的流浪者。自十九世紀初開始，結核病成爲追逐流放生活的新理由（在那時以前，旅行和獨處在療養院都不是結核病治療形式）。有若干地點被認爲對結核病患者是好的：在十九世紀初，是義大利；然後，是地中海島嶼，或南太平洋；在二十世紀，是山、沙漠——以上地點都被浪漫化了。濟慈被醫生勸告搬到羅馬；蕭邦試西地中海島嶼；羅伯・路易・史蒂文生選擇到太平洋沿岸一帶生活；D・H・勞倫斯流浪過半個地球❷。浪漫主義者發明久病當休閒，排除布爾喬亞責任以便只爲個人藝術而活的藉口。久病是種自世界退卻、不必負設裁作決的責任（responsibility for the decision）的方式——如《魔山》故事之所示。在通過考試後、開始從事於在漢堡一造船廠的工作前，年輕的漢斯・卡斯托普到達沃斯（Davos）的療養院探望他患結核病的堂兄。就在漢斯「下山」之前，醫生在他肺部診斷出一小點，接下來七年他都待在山上。

藉著合法化，許多可能具有顚覆性的熱望並將它們變爲文化虔誠，結核病神話屹立不搖了近兩百年之久。雖然在十九世紀下半葉有對浪漫主義對結核病崇拜的反動，結核病保留其浪漫特質——作爲優越品質的標誌，作爲合適的脆弱——直到二十世紀中葉。結核病仍是歐尼爾《長夜漫漫路迢迢》（O' Neill's *Long Day's Journey into Night*）中敏感年輕藝術家的病。卡夫卡的信是一群有關結核病意義的思考，出版於一九二四年（卡夫卡死的那年）的《魔山》也是。《魔山》的許多反諷繞著漢斯．卡斯托普這位得了結核病的遲鈍市民打轉——蓋《魔山》是一晚出、自覺的對結核病神話的評論。但這本書仍反映神話：漢斯誠然因他的病而在精神上受到洗禮。死於結核病仍是神祕、（常）有教訓意味的，直到幾乎不再有人在西歐和北美死於結核病前都是如此。儘管結核病發生率在一九〇〇年後由於衛生改善而急劇下降，在得結核病的人之間的死亡率依舊很高；等到適當治療終被發展出（鏈黴素在一九四四年被發現、異烟肼〔isoniazid〕在一九五二年被引進），神話威力才告消失。

如果讀者仍覺得難以想像爲何結核病的現實能被如此荒謬地轉化，那麼不妨考慮二十世紀的類似扭曲行爲。受扭曲的物當然不是癌——癌是無人加以美化的病（儘管癌履行若干〔結核病在十九世紀履行的〕隱喻功能）。在二十世紀，被作爲敏感的指標、「崇高」情感和「嚴重」不滿的載具的病，是精神錯亂（insanity）。

關聯於結核病和精神錯亂的幻想有許多相似處，就這兩種病而言，都有隔離。患者被送到「療養院」（此辭就結核病患者而言是診療所的意思，就精神病患者而言是精神病院的意思）。一旦被驅逐，病人進入一有著特殊規矩的副本世界。如結核病一般，精神錯亂是種放逐。心靈旅程暗喻是關聯於結核病的旅行概念的延長。爲了被治癒，病人必須被帶離其日常軌道。極端心理經驗——無論由藥物或由成爲精神病患者造成——的最常見隱喻是旅行，洵非偶然。

在二十世紀，從前屬於結核病的隱喻和態度裂開、被發放到兩種病。有些結核病特徵到精神錯亂那兒：「患者是狂熱的人、忽悲忽喜的鹵莽之人、太敏感以至於無法承擔卑俗日常生活的人」的概念。有些結核病特徵到癌那兒——痛苦、苦悶。不是結核病而是精神錯亂是我們現世自我超越神話的當前載具。浪漫觀點是病激化意識。過去這病是結核病，如今是精神錯亂，被認爲能將意識帶入一靈明狀態。瘋狂的浪漫化以最激烈方式反映無理性或激烈行爲的當代威望。

作者註

❶習醫並行醫一段時間的戈德史密斯，有其他關於結核病的陳詞濫語。在其論文〈論教育〉（On Education, 1759）中，戈德史密斯指出略加鹽、糖的飲食「能矯正（城市孩童易染患的）肺病習慣」。結核病被視為習慣、傾向、必須被矯治的弱點，且城市人較易染患。

❷史帝文生寫道：「有趣的是，當健康遺棄我們時，我們被送往的地方經常是相當美麗的……我敢說當病人得到放逐判決時他不是非常傷心的，反而視他的壞健康為幸運事。」但這般強迫放逐的經驗，照史蒂文生接下來的描述，是令人有點難受的事情。結核病患者無法享受他的好運氣：「這世界對他而言失卻魔力。」

凱瑟琳．曼斯菲爾德寫道：「我彷彿花費半生時間抵達奇異旅館……奇異的門將陌生人關進屋內，然後我跌坐在床單上。等待影子爬出角落，在最醜的壁紙上紡它們緩慢的網……鄰房的人有與我同樣的病。當我在夜裡醒來，我聽見他轉身，然後他咳嗽。他安靜之後我咳，然後他又咳。這進行一段長時間，直到我覺得我們像兩隻在偽黎明彼此呼喚的公雞。從遙遠的隱匿的農莊。」

譯註

① 戈德史密斯（1730-1774）為英國散文家、詩人、小說家和戲劇家。

② 聖桑（1835-1921），法國作曲家。由於首先創作了交響詩這種體裁和歌劇「參孫與大利拉」，贏得人們的永久懷念；並以在開拓法國音樂方面所做的努力為人稱頌。他

也是一位天才的鋼琴家和管風琴家，還是論評、詩歌、散文和戲劇的作者。

③ debility指身體衰弱，languor除指衰弱無力外，也指精神上的消沈、鬱悶。

④ 戈蒂埃（1811-72），法國詩人。英國詩人艾略特曾研讀戈蒂埃的一些詩，視之為明晰、不濫情、用字精確的範例。

⑤ 施萊格爾（1772-1829），德國作家、批評家。

⑥ 馬利歐・普拉茲為當代作家，著名書是指其所著的*Romantic Agony*一書。

第五章

在〈威尼斯之死〉中，熱情帶來所有使居斯塔夫・馮・阿申巴哈非凡的東西——他的理智、他的壓抑、他的吹毛求疵——的崩潰，而病進一步使他衰弱。在故事末尾，阿申巴哈只是另一個霍亂患者，他的最後墮落是死於當時折磨許多威尼斯人的病。就《魔山》中漢斯・卡斯托普被發現罹結核病的情形而言，病是個催促，病將使漢斯變得更獨特，將使他變得比以前聰明。在〈威尼斯之死〉中，病（霍亂）是暗戀的懲罰；在《魔山》中，病（結核病）是暗戀的表達。霍亂是簡化複雜自我、使自我臣服於病態環境的病。使人個體化、使人與環境形成鮮明對比的病，是結核病。

使結核病顯得如此有趣——或說浪漫——的東西亦使結核病成為詛咒、恐怖之源。和使每人成為疾病社群一員的過往大流行病（腺鼠疫、斑疹傷寒、霍亂）大不相同，結核病被理解為人隔絕於社群的病。無論結核病在某族群中發生率多麼高，結核病——像今日的癌——總彷彿是一神祕個人病、一可能叩任何人、逐一挑出受害者的致命的箭。

就像霍亂病人死後的情形，焚燒死於結核病的人的衣服等物是常見的行爲。「那些殘忍義大利人好不容易做完了他們的荒謬事，」濟慈的同伴約瑟夫・塞文（Joseph Severn）在一八二一年三月六日（濟慈死於西班牙廣場上一小房間後兩周）於羅馬寫道：「他們焚燒了所有家具——現正在刮牆——做新窗——新門——及至一副新地板。」但結核病之所以令人害怕，不只因爲它是一傳染病，還因爲它是看起來專橫獨斷、無法溝通的「污點」。且人們相信結核病是遺傳而來（想想這病反覆發生在濟慈、布朗特、愛默生、梭羅、托勒普〔Trollope〕①的家族），並相信結核病揭示出患者的性格特點。同樣地，「癌中可能有遺傳因素」的證據能在不影響「癌是一可能擊打任何人的病」的想法的情形下被認知。得霍亂或斑疹傷寒的人不會問：「爲什麼是我？」。但「爲什麼是我？」（意指「這不公平」）是許多獲悉罹癌的人會問的問題。

儘管結核病常被歸咎於貧困及不利於健康的環境，仍有許多人認爲某種內在傾向就得結核病而言是不可或缺的。醫生和門外漢相信結核病性格類型的存在——就如現在許多人相信癌性格類型存在一樣。現代癌神話將易得癌的人想像成無感情、抑制、壓抑的人，縈繞十九世紀的人想像的易得結核病的人則是兩種不同幻想的混合物：某個既熱情又壓抑的人。

十九世紀病中另一惡名昭彰的病——梅毒，就一點也不神祕。得梅毒是一可預見的結果、與梅毒患者性交的結果。因此，在所有有關（屬於梅毒的）性污染的幻想裡，沒有被認爲容易得梅毒的人格類型存在的餘地。梅毒人格類型是得梅毒的人（易卜生《群鬼》②中的奧斯華，《浮士德博士》③中的阿德里安・萊弗庫恩），而非可能得梅毒的人。在梅毒作爲懲罰的角色中，梅毒暗示道德審判（對不正當的性、對賣淫）而非心理審判。結核病暗示對病人的道德和心理審判。

古代世界的思考使病常成爲天譴。審判若非被派給一社群（《伊里亞德》第一卷中，阿波羅爲了懲罰亞格曼儂誘拐克里西斯之女，使阿凱亞人承受瘟疫；《伊底帕斯王》中，由於底比斯君主伊底帕斯是位弒父娶母的罪人，底比斯遭到瘟疫懲罰），就是被派給一個人（菲洛克蒂特斯〔Philoctetes〕④足上的傷）。現代幻想所圍繞的病——結核病、癌——被視爲自我審判、自我背叛。

心靈背叛身體。「我的頭和肺已在未得我知曉的情況下取得協議，」卡夫卡在一九一七年九月寫給馬克斯・布羅德的一封信裡如此談及他的結核病。或身體背叛情感，像在曼的後期小說《黑天鵝》（*The Black Swan*）中，上年紀的女主角（正與一年輕男人戀愛）把出血、癌的徵候當成月經的回返。身體的背叛被認爲有其自身內在邏輯。佛洛伊德「非常美……當他說話的時候，」威廉·賴希回憶道：「然後它擊打到他，就在嘴中。那是我對癌的興趣開始的地方。」那興趣引導賴希建立癌與癌患者人格間關聯的理論。

在前現代疾病觀點中，性格的角色局限於人在得病後的行爲。如任何極端狀況一般，受人害怕的病帶出人最壞和最好的東西。不過，標準流行病敘述主要是有關病對性格的破壞影響。敘述者愈不視病爲對邪惡的懲罰，敘述愈可能強調疾病擴散所彰顯的道德墮落。縱使病不被想成是對社群的審判，病在啓動一道德／風俗墮落的過程中也會成爲對社群的審判。修西得底斯（Thucydides）⑤敘述瘟疫在公元前四三〇年於雅典爆發，造成混亂與無法紀（「目前歡樂取代了榮譽與利害」），語言也遭到腐蝕。薄伽丘在《十日談》頭幾頁對一三四八年大瘟疫的描述的整個觀點，是佛羅倫斯公民有多言行敗壞。

和上述有關忠誠和愛，如何在流行病所造成的混亂中瓦解的敘述大不相同，現代疾病敘述——在此，審判往往落在個人而非社會上——似乎完全不知道許多人如何難以接受他們快要死的消息。致命的病向來被視爲對道德人格的考驗，但在十九世紀，有「不可經不起考驗」的龐大壓力。有德行者在滑向死亡途中只會變得更有德行，這是小說作者爲結核病患者設想的標準成就，隨此成就而來的是結核病的崇高化及其恐怖的美化。結核病爲墮落者（如《悲慘世界》裡的年輕妓女芳婷）提供救贖性的死，或爲有德行者（如拉格洛夫〔Selma Lagerlof〕⑥《幽靈戰車》〔*The Phantom Chariot*〕中的女主角）提供犧牲的死。即使極有德行者，當快要死於結核病，也能將自己提升到新道德高度。《湯姆叔叔的小屋》：小伊娃在她最後幾日催她父親成爲認眞基督教徒並釋放奴隸。《鴿翼》：在獲悉她的追求者是一金錢追逐者後，米莉．蒂爾立遺囑贈與她的財產給他然後死亡。《董貝父子》：「從埋藏的理智，保羅感覺到逐漸增加的情感衝動，朝該地的一切事物和每個人。」

對於那些較平凡的人物，結核病被視爲提供行善的機會。至少，病災能提供看透終生自欺、性格缺陷的機會。包住伊凡．伊里奇愀心痛苦的謊言——他從未向妻、兒提起他的癌——向他揭示他這一生的謊言；直到臨終，他才首度活在眞實狀態。黑澤明電影《生之欲》（*Ikiru,* 1952）中的六十歲公僕在獲悉他得了末期胃癌後辭去工作，投入貧民區的服務工作，與他曾經效勞的官僚體系對抗。只有一年可活，渡邊要做値得的事，要救贖他平凡的生命。

譯註

①托勒普（Anthony Trollope, 1815-1882），英國小說家。

②《群鬼》（*Ghosts*, 1881，挪威戲劇家易卜生的劇本，原文名Gengangere。

③《浮士德博士》（*Doctor Faustus*, 1947），德國小說家、散文作家湯瑪斯・曼的長篇小說。

④菲洛克蒂特斯為希臘神話中戰士，他在特洛伊戰爭中以一把海克力斯（Hercules）送給他的毒劍，殺死派瑞斯（Paris）。

⑤修西得底斯（460?-400? B.C.），希臘歷史家。

⑥拉格洛夫（1858-1940），瑞典女小說家，一九〇九年獲諾貝爾文學獎。

第六章

病以天譴、魔鬼作祟、自然力的結果出現於《伊里亞德》和《奧德賽》中。對希臘人而言，病可以是無理由的，或它可被看成因個人犯錯、集體犯禁、祖先犯罪而產生。隨著基督教來臨、加道德化含義於疾病，病和「犧牲」（victim）間的緊密關聯逐漸浮出。病是懲罰的觀念產生出「病可以是相當適當而公正的懲罰」的觀念。亨利生（Henryson）《克萊西德的遺囑》（*The Testament of Cresseid*）①中克萊西德的痲瘋及《危險的誘惑》（*Les Liaisons dangereuses*）②中梅托葉夫人的天花都顯示美麗說謊者的眞實面貌——一最自然而然的揭露。

十九世紀時，病胳合病人性格（disease fits the patient,s character）的觀念，爲病表達性格（disease expresses character）的觀念所取代。病能被意志挑戰，「意志自呈爲有機體，」叔本華（Schopenhauer）寫道，但他否認意志能生病。從病中復原倚賴意志承擔「獨裁力量以包容身體的反叛力」。十八世紀下半葉，傑出醫生畢夏（Bichat）使用了一類似形象，稱健康爲「器官的靜默」，病爲「沈默器官的反叛」。病是透過身體說的話、戲劇化精神狀態的語言：一種自我表達。格羅戴克描述病爲「一象徵，一在體內進行之事的再現，一由『它』搬演的戲劇……」❶。

根據前現代均衡人格理想，情感表達該受限。行爲應受限制，以防逾矩。因此，當康德將癌用做比喻，那是激情（excess feeling）的比喻：「激情是追求純粹理性、無救的癌，」康德在《人類學》（*Anthropologie*, 1798）中寫道。「激情是……孕育著許多邪惡的不幸心境。」他補充說，煽喚起癌和懷孕間的古代隱喻聯繫。當康德將激情比做癌，他無疑在用癌的前現代意義、激情的前浪漫主義評價。不久，激情將會被看得相當正面。「世界上沒有人比愛彌兒更不能隱藏感情了。」盧梭如是說——這麼說是爲了讚美。

當激情變得正面，激情就不再被附加於可怕的病；相反地，病被視爲激情的載具。結核病是彰顯強烈欲望的病；結核病揭示個人不想揭示的東西。對照不再是介於溫情與激情之間，而是介於埋藏的感情與被公開的感情之間。病揭示病人可能未察覺的欲望。病——和病人——成爲感情的載具。埋藏的感情如今被視爲病源。「渴望而不行動的人，孳生瘟疫。」布雷克（Blake）在其〈地獄箴言〉（Proverbs of Hell）中寫道。

早期浪漫主義者藉由想望，及想望想望（desiring to desire），來尋找優越。無能想望被認爲使某人成爲容易得結核病的人。現代浪漫主義始自相反原理——激烈地渴望的是別人，僅有很少欲望或完全沒有欲望的是自己。十九世紀俄國小說中，有現代無情利己主義者（modern romantic egos of unfeeling）的先驅者（萊蒙托夫《當代英雄》③中的皮卻林，《群魔》④中的史塔夫洛金）；但他們仍是英雄——不安、痛苦、自毀、因無能感覺而受苦（即使他們陰鬱、全然自我耽溺的後代，沙特《嘔吐》中的洛克坦和卡繆《異鄉人》中的莫爾索，也爲無能感覺而困惑）。充斥當代美國小說的消極、無情反英雄是過刻板無趣生活的人或無感覺的頹廢者；不是自毀而是謹慎；不是心情不穩、鹵莽、殘忍，而只是疏離。按照當代迷思，他是很容易得癌的人。

不再視病爲脗合客觀道德人格的懲罰，而視病爲內在自我的表達，好像顯得較通達。但此觀點事實上更道學。隨著現代病的到來（曾是結核病，如今是癌），「病表達性格」的浪漫觀念經常擴展至肯定性格造成病。熱情向內移，撞擊、妨礙最沈細胞休息。

「病人造成自己的病，」格羅戴克寫道：「他是病的原因，除此之外無其他原因。」「桿菌」在格羅戴克的名單上只是「外在原因」——其他的外在原因還有「寒冷、暴食、暴飲、工作」等等。他堅持「因爲看自身內在是不愉快的，醫生們寧『以預防、消毒等等攻擊外在原因』而不處理眞實、內在原因」。套卡爾・門寧傑最近的話：「病在某種程度上是這世界對一犧牲者做的事，但在更大程度上，病是犧牲者對他的世界、對他自己所做的事……。」這種荒謬、危險的觀點設法置病的責任於病人，不只削弱病人了解治療法的能力，而且使病人遠離治療。治療被認爲主要倚賴於病人的自愛能力。一九二三年去世前一年，凱瑟琳・曼斯菲爾德在其日記中寫道：

很糟的一天……痛得不得了，且很虛弱，沒法做任何事。虛弱不只是身體的，我必須治癒我的自我……這必須由我單獨來做、且必須立刻做。我的心神混亂是我的病的主因。

曼斯菲爾德不只認爲是「自我」使她生病，而且認爲只要她能治癒該自我，她的肺病就有機會被療癒。❷

結核病的神話和癌的神話都認爲人必須爲他的病負責。但癌意象遠更駭人。從用來判斷性格和病的浪漫主義價値來看，罹患被認爲來自情感充溢的病是有一些光榮可言的，但罹患被認爲出自壓抑情感的病則只有羞恥可說了——這種觀點在格羅戴克和賴希所寫的著作，及許多受他們影響的作家的著作裡都可見到。「癌是無能表達情感的病」的觀點譴責癌症病人：這種觀點表達同情，但也傳達輕視。在奧登寫於一九三〇年代的詩裡，吉小姐「走過愛侶身旁」並「把頭轉開」。然後：

吉小姐跪在道旁，
跪著；
「請別讓我受誘惑
讓我做個好女孩。」
日和夜走過她身旁
像浪捲過一艘康瓦耳郡遇難船；
她騎腳踏車到醫生那兒
衣服鈕子扣到頸部。

她騎腳踏車到醫生那兒，

按診所門鈴；
「噢！醫生，我體內有痛苦，
我覺得很不舒服。」
湯瑪斯醫生替她做檢查，
然後做更多檢查；
走到他的洗臉盆，
說：「你爲什麼不早點來？」
湯瑪斯醫生坐上餐桌，
雖然他的太太還沒敲鐘，
將他的麵包捲成圓球；
說：「癌是個好玩的東西。
「無人知道原因是什麼，
雖然有些人假裝知道；

它有若隱藏的刺客
等著攻擊你。

「無子的女人得癌，
退休的男人得癌；
彷彿一定要有個出口
讓癌的火焰出來。」……

結核病患者可能是亡命之徒或不適應社會的人；癌症病人則被視爲人生的失敗者。拿破崙、尤里西斯・葛蘭特（Ulysses S. Grant）⑤、羅伯・塔夫特（Robert A. Taft）⑥、韓福瑞（Hubert Humphrey）⑦的癌症都被診斷爲對政治挫敗、壯志受阻的反應。同樣死於癌，卻難以描述爲失敗者的那些人，如佛洛伊德和維根斯坦，則被診斷爲由於終生情感退卻而受到癌的懲罰（很少人記得藍波⑧死於癌）。相對地，取了濟慈、愛倫・坡、契訶夫、西蒙・維爾（Simone Weil）⑨、艾蜜莉・勃朗特、尚・維果（Jean Vigo）⑩等人性命的病（譯註：即結核病）則被神化爲對不適應社會的人的裁決。

作者註

❶卡夫卡，他的結核病在一九一七年九月被診斷出來後，他在日記中寫道：「……在你的肺部的感染只是一個象徵，情感傷口的象徵，其發炎被稱為F〔elice〕……」對馬克斯・布羅德他寫道：「這病對我說話，因為我要求它如此做」；對Felice他寫道：「背地裡我不相信這病是結核病，至少不主要是結核病，而是我的〔名譽、智力等的〕完全喪失的標誌。」

❷約翰・米德爾頓・默里寫道：「曼斯菲爾德相信她的身體健康繫於她的精神狀況，她的心靈因此一心想著發現『治癒靈魂』的方法。令我遺憾的是，她終於決定放棄治療，當病彷彿不存在那樣活著。」

譯註

①羅伯・亨利生（C.1425-C.1506），蘇格蘭詩人，《克萊西德的遺囑》是他主要的詩，是寫來作為喬叟《特羅伊羅斯和克萊西德》的結語。在亨利生的版本中，女主角死於梅毒。

② 《危險的誘惑》的作者為Choderlos de Laclos（1741-1803）。

③ 萊蒙托夫（Lermontov, 1814-1841）為俄國浪漫派詩人、小說家。《當代英雄》（*A Hero of Our Time*, 1840）是萊蒙托夫斷續發表的五篇連續性短篇小說，是俄羅斯散文藝術的最高傑作。

④ 《群魔》（*The Possessed*）是杜斯妥也夫斯基在一八七一至七二年寫的小說，書中大肆諷刺俄國的革命分子。

⑤ 葛蘭特（1822-85），美國內戰時聯軍總司令，美國第十八任總統（1869-77）。一八八〇年，共和黨由Roscoe Conkling領導的「老陣線」，試圖為葛蘭特爭取另一次提名但未果。他在紐約市定居，投資錢在一欺詐的私人金融企業。企業在一八八四年倒閉，使葛蘭特破產。他罹喉癌，在寫完回憶錄後過世。

⑥ 塔夫特（1889-1953），美國政治人物，任美國參議員多年。塔夫特在一九五二年爭取共和黨總統提名但敗給艾森豪。艾森豪當選後，塔夫特成為參議院多數黨領袖，並在艾森豪當總統的頭幾個月對艾森豪建言頗多。他後來得癌症過世。

⑦ 韓福瑞（1911-78），美國副總統（1965-69）。一九六八、七二、七六年，韓福瑞三

度爭取民主黨總統提名但未成功。

⑧ 藍波（Arthur Rimbaud, 1854-91），法國詩人。藍波性格反叛而早熟，他的文學生命短而狂烈。由於藍波並非退卻型人格，因此作者說很少人記得藍波死於癌。

⑨ 西蒙・維爾（1909-43），法國哲學家、神祕主義者。代表作有《等待上帝》、《壓迫與自由》。

⑩ 尚・維果（1905-34），法國電影導演，一生名譽奠於兩部短片：《操行零分》和《亞特蘭提》。

第七章

和結核病大不相同，癌被設想爲不適合浪漫性格的病，或許因爲不浪漫的沮喪已取代了浪漫的憂鬱概念。愛倫・坡寫道：「間歇的憂鬱總被認爲與完美分不開。」沮喪則是憂鬱減去其「興奮、激發」魅力。

有不斷增加的文學與研究，支持癌的情緒肇因的理論：每個禮拜都有新文章發表，向大眾宣布癌與痛苦情緒間的科學聯繫。多數文章指出：約有三分之二的癌症病人說出他們有沮喪或不滿意生活的現象，並曾遭遇失去父（母）、愛人、配偶、或密友的痛苦。但很可能，在未得癌症的人中，多數人也會說出鬱悶的情緒和過往的創傷：鬱悶和創傷根本就是人間基本事況。這些個案史以直率的語言道出沮喪、對孤獨自我及其絕不令人滿意的「關係」（這關係打上消費文化的烙印）的不滿與執迷。這是許多美國人現在用在自己身上的語言。❶

一些醫生在十九世紀所進行的調查顯示，在癌與十九世紀的人的抱怨間有高程度的關聯。和經常說出自童年起有孤獨、寂寞感受的當代美國癌症病人大不相同，維多利亞時代癌症病人描述因工作／家庭責任與死別而沈重不堪的生活。這些病人不表達對這般生活的不滿或思索生活滿足的可能性及「有意義的關係」的可能性。醫生在悲傷、擔憂（在商人和大家庭的母親間最爲強烈）、不良經濟狀況、突然的災難、過勞——或，假如病人是成功的作家或政治人物，在悲傷、憤怒、智力過度使用、伴隨野心而來的焦慮、公共生活的壓力——中找到癌症病人的病因。❷

十九世紀的癌症病人被認爲由於活動過度及情感過度強烈而罹癌，他們似乎充滿情感。一位英國醫生勸告他的病人「避免過度使用體力，以鎮定忍受人生災厄；尤其，別『陷』入悲傷。」作爲對癌的預防。這類斯多噶式的勸告如今爲自我表達的處方所取代。一八八五年，一位波士頓醫生「把高興的好處告知那些在胸部有良性瘤的人」。今天，這會被認爲是鼓勵情感解離，而情感解離如今被認爲造成人得癌。

癌的心理層面的通俗敘述經常舉蓋倫等舊權威爲例，這些舊權威認爲「憂鬱的女人」比「快活的女人」容易得癌，但意義已改變。蓋倫（公元二世紀）的憂鬱指的是混合多種症狀的生理狀況；我們所說的憂鬱則指的是一種全然的心境。「悲傷與焦慮，」英國外科醫生阿斯特利・古柏（Sir Astley Cooper）指出，是乳癌的「最常見肇因」。但十九世紀的觀察減損而非支持二十世紀末的觀念——十九世紀的觀察煽喚起一躁狂或躁鬱的人格類型，這類型幾乎是當代癌症人格（孤獨、自我憎恨、情感不活潑的）的相反。據我所知，沒有深信化學療法和免疫療法的腫瘤學者曾對癌症人格的說法有貢獻。不消說，「沮喪能影響免疫功能」的假說與「情緒造成病」的觀點是很不相同的，更不要說「某些情緒能造成某些病」的看法了。

近來對現代癌症人格類型的臆測，在有關結核病的文獻裡找到其前例與副本。紀登・哈維（Gideon Harvey）在其《生病的安格利克斯》（*Morbidus Anglicus*，1672）中，宣稱「憂鬱」和「脾氣暴躁」是結核病的「唯一起因」（他用隱喻辭「腐蝕」[corrosion]來稱說結核病）。一八八一年，羅伯・科赫發表他的宣布結核桿菌之發現、論證結核桿菌是結核病的主要原因的前一年，一本標準醫學教科書以下述內容作爲結核病的肇因：遺傳、不利的氣候、少運動、不良的通風、缺乏陽光及「鬱悶的情緒」。❸儘管此內容在下一版中獲得修正，這些觀念經過很久的時間才不爲接受。「我的精神生病了，肺病不過是我的精神病的溢流。」卡夫卡在一九二〇年如此寫給米雷娜（Milena）。就結核病而言，「情緒造成病」的理論生存到二十世紀中葉——到結核病的治療法被發現。這理論的當前應用——它將癌和情感退卻與缺乏自我信心及對未來的信心連結在一起——可能比它應用於結核病更持久。

按史學家基斯・湯瑪斯（Keith Thomas）的說法，在十六世紀末、十七世紀爲瘟疫所困的英國，許多人相信「快樂的人不會得瘟疫」的說法。「快樂心境能擋開病」的幻想可能曾活躍於所有傳染病，在傳染病的性質被了解前。「病由精神狀態造成，能藉意志力治癒」的理論，無異告訴我們：我們對病的生理層面有多麼不了解。

再者，現代人特別偏愛用心理原因來解釋病，對病做心理學上的說明似乎對人無法控制的經驗與事件提供了控制。心理理解損害了病的「眞實」，該眞實必須被解釋（該眞實必定有意義；或是什麼的象徵；或必須被如此解釋）。對那些既無法接受對死亡的宗教安慰、亦無法將死亡看成自然的人而言，死亡是猥褻的祕密、終極的侮辱、無法被控制的事，它只能被否定。此否定的通俗性及說服力來自它是一崇高的唯心論：一非宗教性的、科學上的肯定「精神」在物質之上的方式。那物質現實，病，能被給與心理解釋。死亡能被視爲心理現象。格羅戴克在《它之書》中宣布（他在談結核病）：「只有想死的人才會死，對他而言生命是不可忍受的。」「戰勝死亡」的希望在發端自佛洛伊德與容格的心理學思考中隱然可見。

至少有戰勝疾病的希望。只要「生理」病能被視爲「精神」病，「生理」病就會變得較不眞實——但也變得較有趣。整個現代時期的思索不斷傾向擴大精神病範疇。誠然，美國文化中對死亡的否定的一部分即是大幅擴大精神病範疇。

疾病藉兩種假說擴展：第一種假說是，每種偏離社會常軌的行爲都能被視爲病。是以，如果犯罪行爲能被視爲病，那罪犯就不會被詛咒或處罰而會被了解、處理、治療。❹第二種假說是每種病都能被視爲精神病。病被解釋爲心理事件，人們被鼓勵相信他們生病因爲他們想生病，他們能藉動員意志治癒自己；他們能選擇不死於病。這兩種假說是互補的。第一種假說似是解放罪惡感，第二種假說則恢復罪惡感。病的心理學理論是把責任推在病者身上的有力手段。病人被教導是他們自己造成病，也被教導他們活該得病。

作者註

❶約翰霍普金斯大學醫學院的Caroline Bedell Thomas博士所做的一項研究如此被概述在近來一篇報紙文章〈〈你的人格能殺掉你？〉〉：「簡言之，癌症患者是低速檔的人，很少成

為情感勃發的犧牲品。他們自童年起就有與父母疏離的感覺。」東賓夕法尼亞精神病學會的Claus Bahnson和Marjorie Bahnson博士業已「擘畫出一否定敵意、沮喪、童年時的情感受挫經驗」且「不善於維繫親密關係」的人格類型。德州沃斯堡（Fort Worth）的放射線學家O. Carl Simonton博士（他給病人放射線治療和心理治療），將癌人格描述為「有自憐傾向、無能力製作、維持有意義的關係」的人。紐約心理學者暨心理分析師Lawrence LeShan在《你能為你的生命奮鬥：癌起因中的情感因素》（*You Can Fight for Your Life: Emotional Factors in the Causation of Cancer*, 1977）書中，主張「在大多數癌症病人有一普遍的人格類型」、癌症病人共有一世界觀而「這世界觀發生於癌發展之前」。他將癌症病人的基本情感模式分成三部分：「在童年或青春期時經歷孤獨感」、成年期時找到的「有意義的關係」後來失落、及繼之的「深信人生不再有希望」。LeShan寫道：「癌症病人經常輕視自己，瞧不起自己的能力和可能性。」癌症病人「沒有感情、沒有自我」。

❷「總遇許多困難、艱辛」是出現在赫伯．史諾（Herbert Snow）《癌症臨床手記》（*Clinical Notes on Cancer*, 1883）眾多簡短個案史中的一則註解。史諾是倫敦癌症醫院的外科醫生，他看的多數病人都是窮人。一典型觀察：「一百四十位乳癌患者中，一百零三位給先

前精神不安、辛苦工作的敘述。一百八十七位子宮頸癌患者中，九十一位給類似敘述。」看過舒適生活的病人的醫生則做成別種觀察。為大仲馬治療癌症的醫生施密特（G.von Schmitt），在一八七一年出版了一本有關癌症的書，其中他將「執著的研讀與追求、公共生活的沈重壓力、名利纏鎖、經常的憤怒、深沈的悲傷」列為癌的「主要起因」。引自 Samuel J. Kowal, M.D. "*Emotions as a Cause of Cancer: 18th and 19th Century Contributions,*" *Review of Psychoanalysis*, 42,3（July 1955）。

❸ August Flint and William H. Welch, *The Principles and Practice of Medicine*（fifth edition, 1881），引自 Rene and Jean Dubos, *The White Plague*（1952）。

❹ 此一觀點之一早期陳述，見於山謬・柏特勒（Samuel Butler）的《埃瑞洪》（*Erewhon*, 1872）。柏特勒之所以指出犯罪是種病、是遺傳的或不健全環境的結果，是要指出譴責病人的荒謬。在《埃瑞洪》中，謀殺或竊盜的人被當成病人，而結核病則被譴責為罪（譯註：柏特勒是十九世紀英國小說家，《埃瑞洪》寫遊歷虛構的國家埃瑞洪之事。Erewhon 是 **nowhere**〔烏有鄉〕一詞的逆轉拼寫）。

第八章

病是種懲罰的觀念有久遠的歷史，且此等觀念經常用於癌患者。我們常聽見向癌「宣戰」（“fight”or“crusade”against cancer）；癌是「殺手」病；罹癌的人是「癌的受害者」（cancer victims）。表面上，癌是罪犯。但癌症病人也被污名化。流行的疾病心理學理論將生病及復原的責任派給倒楣的病人。視癌不只是病，更是一惡魔般敵人的傳統使癌不只是一不治之症，更是一不體面的病。

痲瘋在全盛期引起很大的戰慄感。在中世紀，痲瘋病患者是腐敗社會的象徵、教誨的啓示（exemplum）、腐敗的標記。沒有比賦予病意義——該意義必定是道德意義——更具懲罰性的事了。任何病只要其起因不明、治療法無效，就容易被意義所覆蓋。首先，種種可怕主題（腐敗、墮落、污染、社會的反常狀態〔anomie〕、弱〔weakness〕）與病相連。病成爲隱喻，然後，以病之名（即用病爲隱喻），該恐怖被置於其他事物。病成爲形容詞。某事被說成像病般，意指它是噁心的或醜陋的。在法文裡，一座模製的石頭立面仍被叫做lépreuse（患痲瘋的、痲瘋患者）。

社會混亂常被比作流行病。"pestilent"和"pestilential"二字從pestilence（腺鼠疫）而來，前者的比喻性意義（按《牛津英文辭典》的說法）是「有害於宗教、道德、公共安寧——1513」，後者則意指「道德上有害的——1531」。對邪惡的感覺被投射入病。病（充滿意義）被投射入世界。

已往，上述幻想經常連結於流行病。在過去兩個世紀，最常被用做邪惡隱喻的病是梅毒、結核病、癌——以上的病都被想像爲個人病。

梅毒被認爲不只是可怕的病也是醜陋的病。反民主主義者用它勾起平等主義時代亂象。波特萊爾曾寫道：

> 我們在血脈裡都有共和主義精神，彷彿骨中生了梅毒。

由於梅毒是敗壞精神、殘害身體的傳染病，梅毒成爲十九世紀末、二十世紀初反猶論爭中常用的比喻。一九三三年，威廉·賴希指出：「對梅毒的非理性恐懼是國家社會主義的政治觀點及其反閃族主義的主要來源。」但儘管賴希意識到在《我的奮鬥》中，梅毒中蘊含著對性及政治的莫名恐懼（sexual and political phobias），他卻不曾想到在他以癌做現代病的隱喻這樣的行爲中蘊含多少偏見。誠然，癌在作爲隱喻上能比梅毒發揮更大的作用。

梅毒的隱喻功能有限，因爲梅毒不被視爲神祕，只被視爲可怕。不良遺傳（易卜生的《群鬼》），性的危險（查爾斯—路易・菲利浦〔Charles-Louis Philippe〕的《蒙巴拿斯和比比》〔*Bubu de Montparnasse*〕①、曼的《浮士德博士》）——梅毒中有許多恐怖。但沒有神祕。它的起因很清楚。梅毒如最恐怖的禮物，由一無知的傳遞者「傳染」給不懷疑的接受者。相對地，結核病被視爲神祕、有多重起因的病——正如今日，儘管大家都視癌爲無解的謎，但大家也都同意癌是受多重因素所決定。許多因素——諸如環境中的致癌物質、基因構造、免疫能力的降低（因之前的病或情感創傷）、性格傾向——被視爲癌的起因。且許多研究者主張癌不是一種病而是逾百種病，每種癌必須被單獨研究，最終會發展出的是一系列治療法，每種治療法適用於個別的癌。

當前「癌具有多重起因」的觀念與久被相信但今已失效的有關結核病的觀點間的相似，暗示「癌可能是一種病，且它可能像結核病一樣，有一主要肇因且可由一治療法控制」的可能性。誠然，正如路易・湯瑪斯（Lewis Thomas）所觀察的，所有起因清楚、能被預防和治療的病，都有單一生理起因——如肺炎雙球菌之於肺炎、結核桿菌之於結核病、缺乏菸草酸之於糙皮病——因此，癌有單一生理起因，絕非不可能。「病是受多種因素決定」的觀念是對起因不被理解的病的思考的特徵。被認爲是受多重因素決定的病（即神祕的病）有極大的可能成爲社會（或道德）敗壞的隱喻。

結核病和癌被用來表達對污染（contamination）的幻想與對強、弱、活力的複雜感受。一個半世紀以來，結核病提供了虛弱、敏感、悲傷、無力的隱喻；而無情、執拗、噬人的意義則扔給了癌（故而，波特萊爾在一八五二年於其論文〈異教徒學校〉（L'Eoole païenne）中指出：「對藝術的激情是吞噬一切的癰……」）。結核病是曖昧的隱喻，既是災禍也是細緻、優雅象徵。癌則只被視爲災禍；癌是內在野蠻人。

梅毒被視爲自然而然的災難（an entirely involuntary disease），但是，結核病曾經、癌如今被視爲精神、意志病（a pathology of energy, a disease of the will）。對活力和情感的關心、對它們引起的災難的恐懼，已被連結到結核病和癌。罹患結核病被視爲表示有缺陷的活力或錯用的活力。「在活力上十分欠缺……而體質上也十分虛弱——狄更斯在《董貝父子》裡這樣描述小保羅。維多利亞時代的人把結核病想成低活力（及高敏感性）之病，賴希則把癌想成意外的活力（及麻痺的情感）之病。在對生產力沒有禁制的時代，人們擔憂著沒有足夠活力。在我們的因經濟發達而造成過度生產、對個人的官僚主義限制日增的時代，有對有太多活力的恐懼及對活力受壓抑的焦慮。

如佛洛伊德的本能匱乏理論（scarcity-economics theory of instincts）一般，興起於十九世紀（並延續至二十世紀中葉）的關於結核病的幻想反映資本主義時代初期的態度。人的活力有限，因此必須謹慎使用（經歷高潮，在十九世紀英文俚語裡，不是"coming"而是"spending"）。活力，就像儲蓄，能經亂花費而用罄。身體會開始「吃」自己，病人會「衰弱」。

被用來描述癌的語言勾起一不同經濟災難：不受節制的、畸形的、混亂的成長。瘤有活力，並非病人有活力，「它」失控了。按教科書的說法，癌細胞是脫離「限制」生長的機制的細胞（拜一名爲「接觸禁制」〔contact inhibition〕的機制之賜，正常細胞的生長是「自我限制」的）。癌細胞會不斷生長、蔓延，破壞身體正常細胞、構造、功能。

早期資本主義承認計畫性花費、儲蓄、計算、節約——一仰賴欲望的理性限制的經濟——的必要性。結核病所落入的形象，可說總結了十九世紀經濟人的負面行爲：消耗、浪費、浪擲精力，進步資本主義則要求擴張、冒險、創造新需要、信用交易、流動性——一仰賴欲望的無理性耽溺的經濟。癌所落入的形象，總結了二十世紀經濟人的負面行爲：畸形成長，壓抑活力（不肯消費）。

結核病像精神錯亂，被理解爲一種一面倒（onesidedness）：意志衰弱或情感過度強烈。結核病總令人興起憐憫、同情。如同今日的精神病患一樣，結核病患者被視爲脆弱、充滿自毀欲望的人。十九世紀、二十世紀初的醫生要求自己將結核病病人帶回健康。他們的處方和今日醫生開給精神病患的處方一樣：怡人的環境、遠離壓力與家人、有益健康的飲食、運動、休息。

對癌的理解則衍生出很不同的、殘忍的治療觀念（癌症醫院裡常聽見的一句話就是「治療比病更糟」）。沒有嬌養病人這回事。由於病人身體被視爲在攻擊之下（「受到侵略」），唯一的治療法是反擊。

事實上，在癌敘述中取得優勢的隱喻，不是得自經濟學而是得自戰爭語言：每個醫生和每個病人都熟悉這套軍事術語。在這套術語下，癌細胞不只增殖，它們「具有侵略性」（如一本教科書所說的「惡性瘤即使在長得非常慢時也侵略」）。癌細胞從最初的瘤「殖民」到遠處，先建立小據點（「小轉移生長物」〔micro-metastases〕）。身體的「防禦設施」很少強健到足以消滅已建立自身血液供應，包含數十億破壞性細胞的瘤。無論手術干預有多「激進」，無論對身體景象做多少「掃描」，多數（病痛的）減輕都是暫時的；「瘤侵略」會繼續，或癌細胞最終會重新集結，對有機體發動新攻擊。

治療也有軍事風味。放射線療法使用空戰隱喻：病人受放射線「轟擊」，化學療法是使用毒物的化學戰。❶治療的目的在於「殺滅」癌細胞。治療的副作用受到強調（「化療的痛苦」是一標準用語）。要避免破壞健康細胞是不可能的（誠然，有些被用來治療癌的方法能導致癌），但只要能拯救病人生命，任何對身體的損害都是可允許的。自然，這樣的說辭是很可怕的。

醫療中的軍事隱喻首先在一八八〇年代受到廣泛使用，細菌當時被確認爲病因。細菌被說成「侵略」或「滲透」。但描述病的圍攻／戰爭言說如今在癌有明顯的明白性和權威性。不只癌的病程和其醫療如此被描述，就連癌本身也被視爲社會對之宣戰的敵人。最近，向癌作戰聽起來像殖民戰爭——同樣有大筆政府錢投入——而在殖民戰爭未進行非常順利的十年間，癌的軍事化語言似在發威。醫生間對治療功效的悲觀在增加，儘管化學療法和免疫療法自一九七〇年代以來有很大進步。採訪「向癌作戰」的記者經常警告大眾辨別官方虛構與冷酷事實：數年前，一位科學作家認爲美國癌症學會「癌是可治的、治療方法已有進步」的宣言「令人想起在大堆問題來臨前，一般人對越戰的樂觀」。不過，懷疑圍繞癌的語言是一回事，對許多堅持在癌治療上無重大進步產生、癌是不可治的無知識的醫生給與支持又是另一回事。美國一些癌症專家不斷歡呼即將戰勝癌；許多癌症專家流露悲觀，像陷於冗長殖民戰爭的厭戰軍官那樣說話——此兩者是癌的軍事語言中兩種歪曲。

癌形象擴展到戰爭體系還產生其他扭曲。結核病被再現爲意識的崇高化，癌則被理解爲意識的抹除（被一不小心的「它」）。就結核病而言，你在侵蝕你自己、被細緻化、降到核心——眞實的你。就癌而言，不聰明的（「原始的」、「幼稚的」、「隔代遺傳的」）細胞在增殖，你在被「非你」取代。免疫學者稱身體的癌細胞爲「非我」（nonself）。

值得注意的是，對宣傳癌症心理學理論出力最多的賴希，也在生物圈內找到相等於癌的東西。

> 致命的放射能，在大氣中，你能在蓋氏計算器等裝置上看到它。它的性質像沼澤……淤塞的、不流的死水。癌也是因爲有機體生命活力之流淤塞而產生。

賴希的語言有獨特的條理。癌愈來愈被理解爲賴希對癌的想法——癌是宇宙病、破壞力的象徵、侵入有機體的外力。

結核病是自我的病，癌則是他者的病。癌由科幻情節主導：比正常細胞強的「異」細胞的侵略（*Invasion of the Body Snatchers, The Incredible Shrinking Man, The Blob, The Thing*）。一標準科幻情節是異形——或來自外太空的異形，或人間的異形。癌能被描述爲勝利的異形，異形如今是癌的意象。作爲癌的心理起源理論，賴希的「活力受抑制、未獲准向外移，因而轉回自身，逼細胞發狂」的意象已成爲科幻要素。而賴希的「空中之死」意象——顯示在蓋氏計算器上的致命能量——顯示癌的科幻形象（癌是來自致命放射線的病，且由致命放射線醫治）如何反映集體夢魘。對暴露於原子輻射的最初恐懼是下一代的基因變異；隨統計數字開始顯示廣島和長崎生還者及其後代的高罹癌率，該恐懼被另一恐懼取代。

癌是有活力的東西的隱喻，且這些活力構成自然秩序的終極騷擾。在湯瑪索・朗多費（Tommaso Landolfi）所著的科幻故事裡，太空船被稱爲「癌皇后」（作家很難在結核病隱喻範圍裡，想像一艘名叫「肺病皇后」的無畏的船）。當不被解釋爲埋在自我深處的精神上的東西，癌被擴大、投射成最大敵人、最遠目標的隱喻。因此，甘迺迪承諾讓美國人上月球，尼克森則承諾「征服」癌。兩者都是科幻冒險。美國有建立太空計畫的立法，也有一九七一年的防癌法案，後者並未面對能調節工業經濟的決定，而只面對大目標：治療法。

結核病是一呈現浪漫世界觀的病，癌如今呈現簡化世界觀。癌常被體驗爲魔鬼附身，許多受驚的癌症病人想尋找靈療者，進行驅魔。對危險成藥（如Laetrile）的支持來自極右團體，對極右團體的偏執狂政治而言，「癌的奇蹟治療法」的幻想是有用的工具（約翰伯奇學會〔John Birch Society〕拍了一部名叫《沒有癌的世界》〔*World Without Cancer*〕的四十五分鐘影片）。對較成熟的人而言，癌意味受傷生態圈的反叛：大自然向邪惡科技世界雪恨。虛妄的希望和無謂的恐懼被告知大眾的粗糙統計數字——如百分之九十的癌是「環境造成的」，或輕率的飲食及吸煙解釋了百分之七十五癌造成的死亡——煽起。除了此數字遊戲（有關「所有癌」或「所有癌造成的死亡」的統計數字如何能成立，實令人難以了解），還有紙煙、染髮劑、燻肉、糖精、吃賀爾蒙的家禽、殺蟲劑、低硫煤——冗長（我們認爲能造成癌）的物品名單。X光造成癌：來自電視機、微波爐、螢光鏡面的放射物亦造成癌。就如梅毒的情形，現在的普通行爲能造成未來的悲慘後果。大家也知道，工人的罹癌率很高，儘管癌的起因仍然不明，但很明顯的，許多癌是可預防的。但癌不只是一由工業革命引進的病（在阿卡狄亞〔Arcadia，有田園牧歌式淳樸生活的地方」也有癌），也不只是資本主義的罪惡（俄羅斯的工業力雖較有限，但俄羅斯人得癌的情況比我們嚴重）。當前「癌是工業文明病」的普遍觀點就像「沒有癌的世界」（像沒有危險分子的世界）的右翼幻想一樣不科學，兩者都仰賴「癌是『現代』病」的錯誤想法。

中世紀瘟疫經驗緊緊地被道德污染概念束縛著，人必定為受襲擊的社群尋找外界的代罪羔羊（猶太人大屠殺在一三四七—四八年為瘟疫所襲的歐洲的每處發生，然後隨瘟疫退去而停止）。就現代病而言，代罪羔羊與病人不是那麼容易分開。但現代病在個人化之餘，也捨起流行病的若干隱喻（被理解為只是流行病的病就作為隱喻而言較無用處。此可從「死於一九一八—一九年流行性感冒的人，比死於第一次世界大戰的人多，但人們已遺忘了一九一八—一九年流行性感冒」看出）。目前，說癌是「環境造成的」，就像說癌是由管理失當情緒造成一樣，是陳腔濫調。結核病與污染連結（南丁格爾認為結核病是「由屋內髒空氣造成」），如今癌被視為整個世界受污染的病，結核病是「白瘟疫」。因著對環境污染的覺醒，人們已開始說有癌「流行病」或「瘟疫」存在。

作者註

❶含氮芥氣類的藥（所謂烴化劑）——如環磷酵胺（Cytoxan）——是癌症藥的第一代。它們之用於白血病（白血病具「不成熟白血球的過度製造」的特徵），然後用於別種癌，是因將近第二次世界大戰結束時一場意外的化學戰實驗而引起，當時一艘裝載含氮芥氣的美國船在那不勒斯港口爆炸，許多船員死於低白血球／血小板數（即死於骨髓中毒）而非死於灼傷或海水吸入。

　化療和武器常連結一起。第一個現代化療的成功是一九一〇年梅毒化療的成功，保羅·厄利希（Paul Ehrlich）引進砷誘導劑——砷丸納明（Salvarsan），它被稱做「魔術子彈」。

譯註

①菲力浦為法國小説家，《蒙巴拿斯和比比》（1901）為其代表作長篇小説，描寫一青年同一妓女相戀，因不敵社會惡勢力而釀成生活悲劇，小説曾被搬上銀幕。

第九章

病向來被用做隱喻以作爲對社會腐敗或不公的控訴。傳統疾病隱喻主要是一表達強烈情感的方式；它們與現代隱喻比較，是相當無內容的。莎士比亞對感染（infection）此一常見隱喻做了許多變化——對傳染（contagion）、感染（infection）、傷處（sore）、膿腫（abscess）、潰瘍（ulcer）、腫瘤（tumor）未做區分。病只有兩種形式：(1)痛苦但可治癒的；(2)可能致命的。少數幾種病被拿來代表多數病；無病有自身獨特邏輯；病意象被用來表達對社會秩序的關心，而健康是人人都該知道的事。此等隱喻不投射「一特定疾病，其中的中心議題是健康」的現代概念。

如結核病和癌等大病是特別具有辯證性，它們被用來提出新的、重要的個人健康標準，並表達對眼前社會的不滿。不像伊莉莎白時代的隱喻——它抱怨陷個人於流離失所的公共大災難——，現代隱喻暗示個人和社會間深深的不平衡、社會被視爲個人的敵人。疾病隱喻被用來檢視不只是失衡而且是壓抑的社會。它們經常出現在（將心與腦、情感與理智、自然與工藝、國家與城市對立起來的）浪漫主義的修辭中。

轉換環境至較佳氣候的地方在十九世紀初被認爲有助於結核病的治療。南方、山、沙漠、島——琳瑯滿目，但它們有一項共同點：遠離城市。在《茶花女》（*La Traviata*）①中，當艾爾弗雷多贏得維歐雷塔的愛，他立刻將她從有害健康邪惡巴黎搬遷到有益健康的鄉下：健康隨之而至。而維歐雷塔放棄快樂，相當於離開鄉下、返回城市——在城市她的命運被鎖定，她的結核病返回，她死亡。

癌隱喻擴展至「遠離城市」主題。在城市被理解爲致癌環境之前，城市被視爲本身是癌——成長失衡、失常之地。在《活的城市》（*The Living City*, 1958）裡，萊特（Frank Lloyd Wright）比較早期城市——健康有機體（「城市那時不是惡性的」）——與現代城市。「看大城市的平面圖的縱橫交錯有如看纖維性的瘤的縱橫交錯。」❶

整個十九世紀，疾病隱喻變得更劇毒、乖戾、煽動。任何令人不贊同的狀況，都被稱做病。病，其實和健康一樣是自然的一部分，卻變成「不自然」的東西的同義字。在《悲慘世界》（*Les Misérables*）裡，雨果寫道：

> 修道生活，如西班牙的修道生活和西藏的修道生活，對文明而言是種結核病。它截斷生命。很明顯的，它使人口減少。監禁，閹割。它是歐洲的災禍。

畢夏在一八〇〇年將生命主義成「抵抗死亡的功能之集結」。生與死間的對照被轉移成生命與疾病間的對照。病（如今等同於死）是生命的對立面。

一九一六年，在〈社會主義與文化〉（Socialism and Culture）一文中，葛蘭西（Gramsci）②斥責：

> 「認爲文化是百科全書式知識」的思考習慣……此一文化形式有助創造蒼白、喘氣的唯理智論……唯理智論已製造一整群自誇的人和空想者，他們對健康社會生活造成的傷害，比結核病或梅毒細菌對身體的美和健康造成的傷害還大……

一九一九年，曼傑利什塔姆（Mandelstam）③對巴斯特納克（Pasternak）做了如下歌頌：

讀巴斯特納克的詩有如清喉嚨、加強呼吸、擴張肺部；此等詩必定是健康的、可治結核病。現下沒有比巴斯特納克的詩更健康的詩，有如在喝了罐裝美國牛奶後喝乳酒（koumiss）。

馬里內蒂（Marinetti）④在一九二〇年這般斥責共產主義：

共產主義是向來摧殘人性的官僚政治癌的加劇。德意志癌，德國人故做正經的產品。所有賣弄學問的故做正經都是反人性的……

基於同樣的理由，葛蘭西這位法西斯主義義大利作家暨未來義大利共產黨創建人，將共產主義及布爾喬亞文化概念譴責爲虛假、賣弄學問、呆板、無生命（「實在有害，尤其對無產階級。」葛蘭西說）。結核病和癌經常都被拿來譴責壓抑性的習俗／典範、剝奪人體力的環境（結核病）、剝奪人彈性及活力的環境（癌）。現代疾病隱喻詳述一（類比於身體健康的）社會安寧典型，這典型不僅經常是反政治的，也是對新政治秩序的召喚。

秩序是政治哲學的最古老關切，如果將城邦比做有機體是合理的，那麼將文明失序比做疾病也是合理的。將政治混亂比做病的古典公式預先假設「平衡」（balance）此一古典醫學（及政治）概念。病來自不平衡，治療的目的在於恢復平衡。預後大體總是樂觀的，社會必然不可能得不治之症。

當一疾病意象被馬基維利（Machiavelli）使用，前提是：病是能被治療的。「肺病，」他寫道：

> 在開始是易於治療、難於理解；但若病未被及早發現，亦未施予適當治療，它會變得易於理解、難於治療。同樣狀況發生在國事，藉著防微杜漸（由有才能者來做），惡能被立刻治療。但若缺乏先見，小惡會變成人人可感知的大惡，到那時就沒有任何補救法了。

馬基維利視結核病為若能在早期（當症狀還不明顯時）查出，進程能被截斷的病。只要能及早治療，病程不是不可逆轉的：身體中任何病況都可做如是觀。馬基維利提供的疾病隱喻，與其說是關於社會，還不如說是關於治世經國的才能：正如謹愼就控制疾病而言是必要的，先見對控制社會危機來說是屬不可或缺。馬基維利的疾病隱喻是關於先見及對先見的召喚。

在政治哲學的大傳統裡，病與文明失序間的類比被認爲能鼓勵統治者追求一較理性的政策。「儘管沒有什麼事是不朽的，」霍布斯寫道：

> 但，如果人能運用理智，他們的國家或許能免於受內在疾病破壞……因此當他們被消滅（不是被外在暴力，而是被內在混亂），過錯不是在人，因爲他們是臣民；過錯是在統治者，臣民的主宰者。

霍布斯的觀點一點也不宿命，統治者有責任和能力（經由理智）控制混亂。對霍布斯而言，謀殺（「外在暴力」）是社會（或組織）死亡的唯一「自然」方式。死於內在混亂是自殺，是意志的行動，或意志（理智）的衰敗。

疾病隱喻被用在政治哲學以加強對理性反應的籲求。馬基維利和霍布斯強調醫療智慧的一環——趁早截斷疾病的重要性。疾病隱喻也能被用來鼓勵統治者採取另種先見。一七〇八年，沙夫茨伯里動爵（Lord Shaftesbury）⑤寫道：

人體內有些體液必須有出口。人的身和心都自然受制於騷動……就像血液內有（在許多身體惹起一異常排出的）奇異騷動……要是醫生努力減輕那些身體騷動，並控制這類騷動的體液，他們可能不但治不好騷動，還可能引起一場瘟疫，將春天瘧疾或秋天飲食過度轉成流行性惡性發熱。他們必然是非干預這些精神騷動不可的壞醫生，且，在治療此迷信疥癬、保護靈魂免於熱情傳染的僞裝下，竟使整個大自然騷動、變無辜酒刺爲炎症和壞疽。

沙夫茨伯里的觀點是忍受一些不理性（「迷信」、「熱情」）是理性的，嚴厲鎮壓手段可能加重混亂而非治療混亂，化討厭的東西爲災難。身體政治不應被過度醫學化，不該一碰到混亂就找治療。

對馬基維利而言，關鍵是先見之明；對霍布斯而言，關鍵是理智；對沙夫茨伯里而言，關鍵是容忍——以上種種都是「正確的政策如何能防止致命混亂」的概念。社會被假定在良好健康中，病（混亂）大體上總是可管理的。

在現代，疾病意象在政治修辭中的用語暗示一些較悲觀的看法，以對現存政治狀況不樂觀的估計爲基礎的現代革命概念擊碎了古老、樂觀的疾病隱喩。約翰・亞當斯（John Adams，譯註：美國第二任總統）在一七七二年十二月於其日記中寫道：

我眼前的景色……非常黑暗，我的國家在極度的衰弱不振中，沒什麼希望……議會由於抗爭而癱瘓，而唯錢是圖、卑屈、賣淫，像癌一樣侵蝕、擴散。

政治事件起先被定義爲無先例的、激進的；最終社會動亂和戰爭都被理解爲革命。如所預料的，不是因著美國革命、而是因著法國革命，現代意義的疾病隱喩宣告成熟。在《對法國革命的反思》（*Reflections on the Revolution in France*，1790）一書中，埃德蒙・伯克（Edmund Burke）比較了舊時戰爭／社會動亂與法國革命，他認爲法國革命有全新性格。從前，無論發生何種災難，「政府機關總是存在」。但，他告訴法國人：「你們目前的混亂，一如中風，已毀壞了生命之泉。」

就如古典城邦理論與四體液論合流，現代政治概念與現代疾病概念合流，疾病等於死亡。伯克訴諸中風（和「腐蝕的記憶之潰瘍」〔living ulcer of a corroding memory〕），重點很快被放在可惡、致命的病上。這類病無法被管理或治療；它們是要被攻擊。在雨果有關法國革命的小說《九十三》（*Quatre-vingt-treize*, 1874）中，被判刑上斷頭台的革命分子高文原諒了革命的一切罪過，包括他自己迫近的處決：

> 因爲它是場風暴。風暴總知道自己在做什麼……文明在瘟疫的掌握中；革命前來救援。或許它不夠謹慎。它能有別的做法嗎？它被託付掃除疾病的重大任務。面對可怕的感染，我了解革命的憤怒。

革命暴力在社會有一激進、可怕疾病的理由上被合理化，這並非最後一次。現代政治話語中的疾病隱喻通俗劇僭取一懲罰概念：「病不只是懲罰，而且是邪惡象徵、必須被懲罰的東西」的概念。

現代極權主義，無論是右派或左派，都經常使用疾病意象。納粹宣布混血的人像梅毒患者。歐洲猶太人不斷被類比於梅毒、必須被切除的癌。疾病隱喻是布爾什維克辯論法的主要成分，共產主義辯論家中最有才能者托洛斯基經常使用疾病隱喻——尤其在他一九二九年被蘇聯放逐後。史達林主義被稱爲淋病、梅毒、癌。❷只用不治之症做政治意象賦予隱喻一尖銳性格。如今，將政治事件或狀況比做病是歸罪、判刑。

癌之用做隱喻尤其是如此。將一政治事件或狀況比做癌，等於說這事件或狀況是徹底、完全地邪惡。希特勒在其第一篇政治短文——一篇寫於一九一九年九月的反猶太諷刺文——中，指控猶太人製造「非猶太民族間的種族結核病」。❸結核病仍保留其「十九世紀的受眾多因素決定的、該譴責的病」的威望（令人想起雨果之將修道生活比做結核病）。但納粹很快現代化他們的修辭，而癌意象相當適合於他們的目的。就如在一九三〇年代關於「猶太問題」的演說中所說的：爲了治療癌，人必須割去癌周圍的健康組織。癌意象對納粹意味著「激進」治療，和被認爲適合於結核病的「軟性」治療大不相同——可說是療養院（即靜養）和外科手術（即火葬場）的差別（猶太人亦被等同於城市生活，並成爲城市生活的隱喻——納粹修辭反映所有關於「城市是不宜人、貧血、道德敗壞、不健康的環境」的浪漫主義陳腔濫調）。

描寫一現象爲癌是煽動暴力。癌在政治話語中的用法鼓勵宿命論、合法化「嚴格」手段——並加強「癌必然是致命的」的普遍觀念。疾病概念向來不是無辜的。但我們可說癌隱喻本身就蘊含了暴力。許多政治觀點使用癌隱喻。托洛斯基稱史達林主義爲馬克斯主義之癌；中國在去年（譯註：即一九七七年），四人幫已成爲「中國之癌」。約翰・狄恩（John Dean）如此向尼克森解釋水門案：「在白宮內部——近於總統之處——有個癌正在生長。」阿拉伯論爭中的標準隱喻——近去二十年來每天被以色列人自收音機上聽見——以色列是「阿拉伯世界心臟之癌」或「中東之癌」，一九七六年八月與基督教黎巴嫩右翼軍隊一起圍攻塔爾扎塔（Tal Zaatar）巴勒斯坦難民營的一位軍官稱該營爲「黎巴嫩體內之癌」。對那些希望表達憤怒的人而言，癌隱喻似乎難以抗拒。因此，尼爾・阿切森（Neal Ascherson）⑥在一九六九年指出史朗斯基事件（Slansky Affair）⑦是「捷克國體內一巨癌」；西蒙・李斯（Simon Leys）⑧在《中國陰影》（*Chinese Shadows*）裡，說「毛主義的癌在侵蝕著中國的臉」；D・H・勞倫斯稱手淫爲「我們的文化中最深、最危險的癌」；而我曾在對美國在越南戰爭感到最絕望時，寫道：「白人是人類歷史之癌。」

但在二十世紀末如何表達道德義憤？如何表達，當有這麼多事可以憤怒；如何表達，當我們有義憤感但不再有宗教或哲學語言去言說邪惡。爲理解「極端」（或「絕對」）的惡，我們尋找適當隱喻。但現代疾病隱喻都是廉價貨。癌不斷被醜化成邪惡象徵，罹癌的人一聽到癌的名字就被嚇得魂飛魄散。歷史事件或問題只在最有限意義上像病。而癌隱喻尤其粗糙，它經常造成「簡化複雜的東西」和「自我正當化」。

不妨將癌形象與壞疽形象做比較。負載著一些與癌所負載的隱喻相同的隱喻——自無中產生（starts from nothing）、擴散、噁心——壞疽似乎裝載辯論家所要的一切事物。誠然，壞疽隱喻被用在一重要道德論爭——反對法國人一九五〇年代在阿爾及利亞使用酷刑；一本暴露該酷刑的著名的書名叫《壞疽》（*La Gangrène*）。但在癌隱喻和壞疽隱喻間有一大差異。首先，起因在壞疽是很清楚的，它是外在的（壞疽能起自擦傷）；癌則被理解爲神祕的、有多種起因（內在起因和外在起因）的病。其次，壞疽並非全面災難，它經常導致截肢，較少導致死亡；癌則被認爲經常導致死亡。疾病隱喻中最激進者不是壞疽隱喻，亦非瘟疫隱喻（儘管亞陶〔Artaud〕⑨、賴希、卡繆等作家都試圖將瘟疫隱喻設爲陰森、悲慘的隱喻），而是癌隱喻。且正因爲癌隱喻是如此激進，它相當富於宣傳性——對偏執狂患者、對那些需要變戰役爲聖戰的人、對宿命論者（癌＝死亡）、對那些在歷史革命樂觀主義（「唯最激進的改變是令人滿意的」的意念）狂潮下的人，癌隱喻是好隱喻。只要許多黷武思想附著於癌敘述／治療，癌隱喻對於愛好和平者就是相當不適當的隱喻。

很可能，癌的語言會在未來數年內改變。它必須改變，當癌終於被了解、治癒率變高。它已在改變中，由於有新治療法出現的關係。化學療法正逐漸取代放射線療法，一有效治療法似可能在免疫療法中尋得。觀念已開始在某些醫療圈中改變，在這些圈子中醫生正專注於身體對癌的免疫力的增強。隨著治療語言從凶猛戰爭之軍事隱喻進展到標誌身體「自然防衛」的隱喻，癌將被部分解謎；然後才可能將癌比做一既不暗示不治之症亦不暗示與奸敵作戰的東西，然後或許用癌做隱喻才是道德上可允許之事。

但到那時，或許無人會再想將癌比做可怕的事。因為癌隱喻的趣味正在於它指涉一如此充滿神祕、如此充滿不可避免的死亡的幻想的病。因為我們對癌的看法及我們加諸癌的隱喻，是如此承載著美國社會的大欠缺、我們對死的膚淺態度、我們對情感的焦慮、我們對「成長問題」的無先見之明的態度、我們無能力建構適當管理消費的進步工業社會、我們對日益激烈的歷史過程的恐懼。我預言，在癌隱喻所反映出的問題被解決之前，癌隱喻就會被廢置不用。

作者註

❶社會學家赫伯・岡斯（Herbert Gans）提醒我注意結核病及結核病在十九世紀末、二十世紀初貧民區和「模範廉價公寓」（model tenement）運動中的威脅。癌在都市計畫／社區開發修辭中取代結核病是在一九五〇年代左右發生。「壞影響」（blight，貧民區的同義字）被視為在不知不覺之中擴散的癌，「侵入」一詞被用來描述非白人和窮人進入中產階級住宅區是借自癌與軍隊的隱喻：兩話語重疊。

❷比較Isaac Deutscher, *The Prophet Outcast:Trotsky*, 1929-1940(1963)：「托洛斯基〔在一九三八年三月二十一日〕寫信給〔Philip〕Rahv：『有些措施對對抗不正確理論是必要的，有些措施對打擊霍亂流行病是必要的。史達林無疑距霍亂較近而離偽理論較遠。爭鬥必定是激烈、殘酷、無情。「狂熱」……是有益的。』以及：「托洛斯基談及『史達林主義梅毒』或『必須以熱鐵逐出工人運動的癌』。……」

值得注意的是，索忍尼辛的《癌症病房》幾乎未包含癌症隱喻。索忍尼辛為了讓《癌症病房》在蘇聯出版，在一九六七年告訴蘇聯作家協會小說標題不是「某種象徵」（如許多人對該標題的指控），「這本書的主題明明確確就是癌」。

❸「〔猶太人的〕力量是錢的力量，這力量輕易地、無限地在猶太人手中增殖，對別的民族構成威脅……使人追求崇高事物的一切事物，無論是宗教、社會主義抑或民主，對猶太人而言只是達到目的、滿足金錢欲望與統治欲望的手段。猶太人的活動製造非猶太民族間的種族結核病……。」十九世紀末納粹意識形態先驅者——尤利烏斯・朗貝恩（Julius Langbehn）認為猶太人「只是一害蟲、霍亂」。但在希特勒的結核病意象中已有某種癌意象：「猶太人的權力『輕易地、無限地增殖』的意念。

譯註

① *La Traviata* 為義大利大導演法朗哥・柴非萊利一九八二年作品，是將（改編自大仲馬的《茶花女》的）維爾第的歌劇搬上銀幕。男高音多朋哥飾艾爾弗雷多，女聲樂家 Teresa Stratas 飾維歐雷塔。

② 葛蘭西（1891-1937），義大利薩丁尼亞人，本世紀傑出的馬克思主義思想家之一，他最著名的作品為《獄中札記》（*Prison Notebooks*），這雖是一部規模龐大、雜亂無章而且未完成的著作，但它卻是當代的一部經典。

葛蘭西最為聞名的，是他的「霸權」學說。根據這一學說，一個階級或團體的支配地位基本上依賴於它把自己的世界觀轉化為一種滲透一切的、占統治地位的民族精神，並以此指導日常生活的形式之能力。

③曼傑利什塔姆（1891-1978），蘇聯猶太裔詩人，文學評論家。

④馬里內蒂（1876-1944），義大利散文家、小說家、詩人、戲劇家。

⑤沙夫茨伯里勳爵（1671-1713），英國哲學家。哲學家洛克為其祖父，負責沙夫茨伯里的教育。沙夫茨伯里曾任英國上院及下院議員，但壞健康限制了他的政治生活。他的主要貢獻是在道德哲學和美學方面。

⑥阿切森為英國記者、學者，對東歐素有研究。

⑦**Rudolf Slansky**，終生的史達林主義者、捷克共產黨總書記（1945-51），一九四八年二月發動軍事政變，於一九五一年被捕、五二年遭處決。此為冷戰時著名事件。

⑧李斯為法國漢學家，著有*Chairman's New Cloth*（毛澤東評傳），並譯《論語》。

⑨亞陶（1896-1948），法國劇作家、詩人、演員和超現實主義理論家，終生為精神病所苦。蘇珊・桑塔格甚為心儀亞陶學說，曾為亞陶編著作選集。

愛滋及其隱喻

重讀《疾病的隱喻》，我有如下的想法：

第一章

當我說「隱喻」，我是指我知道的最早、最簡明的定義，它出現在亞里斯多德的《詩學》（*Poetics*, 1457）中。亞里斯多德寫道：「隱喻在於給事物一屬於別的事物的名字。」說一物是或像某它不是的東西是一非常古老的詮釋法、理解的孕育地（我必須承認，十年前我是以許多隱喻作爲反疾病隱喻論爭的開端，我以許多隱喻來袪除隱喻式思考的誘惑力）。自然，人無法在沒有隱喻的情形下思考，但這並不意味我們無法脫離或試著迴避一些隱喻。自然，所有思考都是詮釋，但這並不意味我們不能有時進行「反」詮釋的工作。

想想一形塑二十世紀政治生活、對態度和社會運動加以「左」「右」區分的隱喻。「左」「右」二辭通常被追溯至法國大革命、國民會議在一七八九年的座位安排，其時擁護共和政體者和激進分子坐在主持官的左邊，擁護君主制度者和保守主義者坐在右方。但光歷史記憶無法解釋此隱喻的驚人壽命。更有可能，此隱喻在政治話語中持續至今來自適合（得自身體在空間中的方位——上／下、左／右、前／後、描寫社會衝突、爲「社會是種聽從『頭』的指導的紀律良好的身體」的永恆敘述增添新意的）現代隱喻。「左」「右」隱喻是自柏拉圖和亞里斯多德以來常見的政體隱喻，或許由於它在合理化壓迫上的有效性。將社會比做身體使社會的威權管理顯得無可避免、不可改變。

細胞病理學建立者魯道夫・菲爾肖用談論身體的政治隱喻，提供反傳統例子。在一八五〇年代的生物學爭議中，菲爾肖以「自由狀態」（liberal state）隱喻說明他「細胞是生命基本單位」的理論。有機體的結構不論如何複雜，它們終究只是「多細胞的」；身體是「共和國」或「聯邦」。在科學家─雄辯家中菲爾肖是個異數，這當中一個很大的原因是其隱喻的政治性──他的隱喻按十九世紀中期的標準來看，是反威權的。但將身體比做社會，沒有將身體比做機器或企業那樣常見。

在西方藥學肇始之時，在希臘，身體調和（unity of the body）的隱喻係自藝術取得──這種隱喻、和諧（harmony），數世紀後被律克里修（Lucretius，紀元前一世紀的羅馬詩人）挑出當做笑柄，他認爲此隱喻無法正確表示「身體包含重要、不重要器官」的事實，亦無法正確表示身體的物質性（即無法正確表示死亡）。以下是律克里修斥責音樂隱喻──我所知道的對疾病和健康的隱喻性思考的最早攻擊──的最後幾行：

你必須了解，不是所有器官
都同等重要，健康亦不是
在同等程度上倚賴所有器官，但有一些——
呼吸的種子，溫暖的活力——
我們藉此維繫生命；當這些消失
生命離開瀕死的器官。因此，既然心智
和靈魂生來是人的一部分，
讓音樂家保留
得自崇高的赫利孔山①的那字——或可能
他們在別處發現它，將它用於他們的技藝——
我說的是和諧。無論它是什麼，
將它還給音樂家。

《萬物原論》（*De Rerum Natura*），第三卷，頁124-35

Rolfe Humphries 譯

「在概論層次上對身體進行隱喻性思考」的歷史包括許多得自藝術、工藝的意象，有些隱喻是反解釋的，如聖保羅所提倡的「身體是座廟」的富說教性又含詩意的概念。有些隱喻富有大量的科學意涵，如「身體是座工廠」（「身體在健康信號下運作」的意象）、「身體是座城堡」（「身體意味著災難」的意象）等概念。

城堡意象有久遠的前科學系譜，其中疾病是必死性（mortality）、人的脆弱的隱喻。約翰・多恩（John Donne）在他有關疾病的著名抒情散文長篇《緊急時刻祈禱文》（*Devotions upon Emergent Occasions*, 1627，寫於他認爲他快死的時候），將身體描寫爲侵略、對身體城堡發動圍攻的敵人：

> 我們研究健康，我們謹愼於我們的飲食、呼吸、運動；我們固守、擦亮屬於身體的每塊石頭；因此我們的健康是一長期、經常性的工作；但在一分鐘內一規範打壞一切、推翻一切、破壞一切，再多勤勞、再多努力，都阻擋不了病……

有些部位比其他部位脆弱：多恩說腦和肝能忍受「不自然」或「反叛的」發熱的圍攻，而這發熱「能在一分鐘內燒掉心」。在多恩的意象裡，侵略的是病。現代醫學思考可說是在粗糙軍事隱喻變得細緻時開始的，這是隨新檢查方式的降臨及對「疾病是由特殊有機體造成」的更精確的了解而產生。這是當侵略者不被視爲病而被視爲（造成病的）有機體、軍事隱喻取得新可信性／精確性的時候。自那時起，軍事隱喻愈來愈浸漬身體狀況敘述的所有面向。病被視爲異有機體（alien organism）的侵略，對這侵略身體以自己的軍事行動（諸如免疫「防禦設施」的動員）來回應，而藥是「氣勢洶洶的」（aggressive），如在多數化療語言中所顯示。

粗糙的隱喻殘存在公共衛生教育，在此領域中病經常被描述爲侵略社會（invading society），而降低某種病的死亡率的努力被稱爲戰鬥、奮鬥、戰爭。軍事隱喻在二十世紀初、在第一次世界大戰中興起的「教育人認識梅毒」、戰後興起的「教育人認識結核病」活動中變得顯著。舉個例子，在一九二〇年代於義大利進行的反結核病宣傳中，人們可見到一張名爲「向蚊子作戰」的海報，其上說明由蚊子產生的疾病的致命效果。蚊子被畫成對無辜人民丟死亡炸彈的敵機。炸彈上刻著銘文，一寫著「細菌」，另一寫著「結核病細菌」。再有一寫著「病」，一穿著有帽黑披風的骷髏騎在機頭如飛行員般飛行。在另一張海報〈因著這些武器我們能征服結核病〉裡，死亡肖像被顯示被箭釘在牆上，每支箭刻著（指出一種打擊結核病方法的）銘文。

「清潔」被寫在一刃上，「陽光」被寫在另一刃。「空氣」、「休息」、「適當食物」、「衛生」（當然，這些武器中無一有任何重要性。能征服、治癒結核病的是抗生素，它直到一九四〇年代才被發現）。

過去是醫生號召向疾病作戰，現在是整個社會。誠然，作戰轉化入大型意識形態動員已使得戰爭概念成爲對所有（目標是打敗「敵人」的）戰役都有用的隱喩。我們有向貧窮宣戰、向毒品宣戰、向疾病（如癌）宣戰。軍事隱喩的濫用在資本主義社會、日益限制道德原則的範圍和可信性的社會（在這樣的社會，不使個人行動服從於利益計算被認爲是愚蠢的）可能是無可避免的。作戰是人不被認爲必須要持「現實眼光」（即著眼於費用和實際結果）的少數活動之一。在戰爭，開支是浮濫的、不愼重的——戰爭被定義爲緊急事件、任何犧牲都被允許。但向疾病宣戰不只是召喚更多熱情、更多研究經費。軍事隱喩造成病被想像成異類「他者」；從疾病的魔鬼化進展至歸咎於病人是一無可避免的進展，無論病人是否被想成受害者。受害者意味著天眞無知。而天眞無知，根據支配關係辭彙的無情邏輯，意味著罪。

軍事隱喩有助於若干病及病人的污名化。是對罹癌者的污名化的發現，引導我寫《疾病隱喻》。

十二年前，當我變成一位癌症病人，使我憤怒——並將我帶離聽聞我醫生的幽暗預測時之恐懼與絕望——的是看到癌的名聲那樣增加罹癌者的痛苦。許多我在第一次住院時與之談話的病人，以及在其後兩年半中我在美、法幾家醫院接受化療時遇見的病人，都表明厭惡他們的病和一種羞愧感。他們似乎在有關癌的幻想的掌握中——我可不怎麼喜歡這些幻想。我想起，這些概念中的一些是如今完全喪失信譽的有關結核病的想法的反面。結核病過去常被人以浪漫態度看待，被視爲自我的增進（enhancement of identity），癌則被人以無理性反感看待，被視爲自我的減少（diminution of the self）。也有相似的責任虛構與性格傾向虛構：癌被視爲心靈受挫、無表達力、壓抑者——尤其那些有壓抑的憤怒情緒或性欲的人——易得之病，結核病則在整個十九世紀、二十世紀初被視爲容易打擊過敏、有才能、熱情者之病。

這些相似——結核病的迷思（今已消褪）與癌的迷思（今日仍爲許多癌症病人及其家人相信）的相似——給了我寫本有關癌的迷思的小書的策略。我不認爲以第一人稱道出一則某人如何獲悉她／他罹癌、哭泣、掙扎、被安慰、受苦、鼓起勇氣的故事會是有用的。我認爲，敘事不比意念有用。要獲得敘事歡樂，我會找別的作家；而儘管我能想起許多有關結核病的文學例子，我認爲在托爾斯泰《伊凡・伊里奇之死》、阿諾・本涅特（Arnold Bennett）《賴斯曼階梯》（*Riceyman Steps*）②、貝爾納諾斯（*Bernanos*）③《鄉村牧師之日記》（*The Diary of a Country Priest*）等書中，癌並未受到認眞對待。

因此我寫我的書，寫得非常快，既受福音傳道的熱情鼓舞，也受對「我還有多少時間可以生活或寫作」的焦慮激勵。我的目標是減輕不必要的痛苦——正如尼采在《日出》（*Daybreak*）的一個段落中所述：

> 想想病！——我們必須平息病人的想像，好讓他至少不必在爲病煩惱之外，還要爲思考病煩惱——爲思考病煩惱是很苦的！是很苦的！

我的書的目的是平息想像，而非挑激想像。不是授與意義（這是文學努力的傳統目的），而是剝奪意義：應用那狂想的、高度辯證性的策略——「反詮釋」——於眞實世界，於身體。我的目的是實際的，因我認爲扭曲罹癌經驗的隱喻陷阱有實際的影響：它們阻止人尋找治療，或阻止人做更大努力去獲得完整治療。我認爲，這些隱喻和迷思能殺人（例如，它們使人無理性地害怕化療等有效療法，並使人相信食療和心理治療等完全無用的治療法）。我要提供病人和照顧病人的人一化解這些隱喻、這些禁制的工具。我希望說服受驚的病人看醫生，或停看庸醫、改看稱職的、能給他們適當治療的醫生。把癌看成病——非常嚴重的病，但只是病。不是個詛咒、不是個懲罰、不是個羞辱，沒有「意義」，且未必是死刑（迷思之一是癌＝死）。《疾病的隱喻》不只是個論法，還是個忠告。我在說：讓醫生告訴你事實；當個消息靈通的、積極的病人；給你自己找到好治療，因爲好治療確實存在。儘管仙丹並不存在，逾半數罹癌情形能以現存治療法治癒。

自我寫《疾病的隱喻》並自癌中復原以來的這十年，對癌的看法已改變。罹癌不再是恥辱、「不體面社會身分」（套歐文・高夫曼〔Erving Goffman〕④的話）的創造者。癌這個字更常被使用，人不再常在訃聞中被描寫成死於「久病」。儘管歐洲和日本醫生仍經常將癌診斷先告訴病人家人，並常提出「對病人隱瞞癌診斷」的建議，美國醫生幾乎已放棄此政策。誠然，對病人宣布癌診斷如今相當常見。這種對癌症病人的坦誠，是「電視上和報紙第一版上出現國家領導者得直腸—結腸癌或生殖器—尿道癌的報導」之坦誠的一部分——可見我們的社會愈來愈視談論癌爲美德。這變化也能以醫生害怕訴訟來解釋。癌如今比起十年前受到較正面的對待，其中一個原因是它不再是最受人害怕的病。近年癌的若干污名被另一病盜取——後者的污名化程度、創造不體面社會身分的能力，比癌大得多。社會似乎必須有一與邪惡等同的病，並將責難安給病的「受害者」，但社會很難有兩種以上這種病。

譯註

① 赫利孔山（Helicon）為希臘神話中 Apollo 和 Muses 居住的山。

② 本涅特（1867-1931），英國小説家、劇作家、批評家。《賴斯曼階梯》（1923）反映倫敦中下階層生活。

③ 貝爾納諾斯（1888-1948），法國小説家、政治作家。

④ 高夫曼（1922-1982），加拿大出生的社會科學家，對精神病人有獨到研究。"spoiled identity"（不體面社會身分）一詞出自高夫曼 *Stigma: Notes on the Management of Spoiled Identity* 一書。

第二章

正如尙未被完全了解、尙未發現有效治療法的病所會遇見的情形，此一駭人新病的來臨已爲疾病的隱喻化提供一大型場域。

嚴格地說，AIDS——acquired immune deficiency syndrome（後天免疫系統功能缺失症）——不是一病的名字。它是一身體狀況的名字，這種身體狀況的結果是一系列病。和梅毒和癌——梅毒和癌提供屬於AIDS的意象和隱喻的原型——大不相同，AIDS的定義要求其他病——所謂伺機性感染（opportunistic infections）和惡性腫瘤——的存在。但儘管AIDS不是一種病，AIDS被看成一種病——卻因爲不像癌而像梅毒，AIDS被認爲有單一起因。

AIDS有二元隱喻系譜。作爲一微過程（microprocess），AIDS被描述成癌的情況：一場侵略。當焦點是病的傳染，一舊式的、使人想起梅毒的隱喻被召喚：污染（人從被感染者的血或性液或從污染的血製品得到AIDS）。但被用來描述AIDS的軍事隱喻和被用在描述癌的軍事隱喻有一不同焦點。在癌，隱喻跳過起因議題（仍是癌症研究中模糊議題）而強調體內惡細胞變化——最後離開最初地點或器官而至其他器官或系統——一體內破壞。在AIDS敘述，敵人是造成病的東西、來自外在的感染原：

> 侵略者很小，約是大頭針尖端的一萬六千分之一……身體免疫系統的偵察兵——名喚巨噬細胞（macrophage）的大細胞，意識到小型外來者的存在，立刻通知免疫系統。免疫系統開始動員細胞、製造抗體以因應威脅。但AIDS病毒專心一意，不理路上許多血球，避開快速行進的保衛者，直攻免疫系統的主要合作者——T細胞……

這是政治偏執狂的語言，其中有對多元世界的不信任。可想而知，包含「製造抗體以因應威脅」的細胞的防衛系統是不敵「專心一意地」行進的侵略者的。而已出現於癌話語的科幻風味，在AIDS敘述中更加尖銳——以下所述來自一九八六年底《時代雜誌》，AIDS病毒感染被描述成像高科技戰爭，這樣的戰爭不僅常出現在領導者的幻想中，也常出現在電影銀幕上。在星際大戰和太空侵略者的時代，AIDS成爲易於了解的病：

> 在那細胞的表面，它發現一受體，它的包膜蛋白質能完美嵌入，像鑰匙嵌入鎖。與細胞搭上線之後，病毒穿透細胞膜，在過程中脫去保護殼……

其後侵略者安居下來，像常見於科幻敘事的外星人占領（alien takeover）。身體的細胞變成侵略者。在病毒攜帶的酵素幫忙之下，

> 赤裸的 AIDS 病毒變換自身的 RNA 爲……DNA，大生命分子。分子然後穿透細胞核，變自己爲染色體，接管細胞機關，指導機關製造更多 AIDS 病毒。最後，爲自己的異產物征服，細胞脹大、死亡，釋出一群新病毒去攻擊其他細胞……

隱喻指出，隨著病毒攻擊其他細胞，「一群通常能被健康免疫系統阻擋的伺機性疾病攻擊身體」，身體的健康和活力已被免疫系統崩潰後產生的「異產物」的複製損害。「逐漸被攻擊削弱，AIDS 病人死亡，有時在數月內，但幾乎總在頭一批症狀出現後數年內。」那些尚未死的人被描述成「在攻擊下，顯出症狀」，或被描述成「身懷病毒，脆弱到任何時候都可能死亡」。

癌使細胞增殖；就 AIDS 而言，細胞死亡。縱使此最初 AIDS 模型（白血病的鏡像）已被更改，病毒如何做其工作的敘述依舊反映 AIDS 被理解爲「潛入社會」（infiltrating the society）。「AIDS 病毒被發現藏在細胞內，避開一般檢驗的檢查」是《紐約時報》近來一篇第一版報導的標題，該報導宣布「病毒能在巨噬細胞內『潛伏』多年——在不殺滅巨噬細胞的情形下瓦解巨噬細胞的抗病功能，即使在巨噬細胞充滿病毒且未製造抗體（身體以製造抗體作爲入侵者的見面禮，抗體的存在被視爲感染的證據）時亦然」的發現。「AIDS 病毒並非對它寄居的所有細胞都是致命的」的事實，只增加 AIDS 病毒的詭計多端、戰無不勝名聲。

使病毒攻擊如此駭人的，是污染被理解爲永久的。縱使被感染者永不發展出任何症狀，病毒也會永遠在體內。事實上，許多人相信，病毒被喚醒（「被激發起」）、症狀出現只是時間問題。和被醫生認爲是「大僞裝者」的梅毒一樣，AIDS 是一臨床建構、一推論，它從一系列症狀中的一些取得其身分（沒有人有 AIDS 可能是的一切事物）。AIDS 的建構仰賴 AIDS 和一種小型 AIDS（叫做「和 AIDS 有關的症候群」〔AIDS-related comlex, ARC〕，若人顯出如發燒、體重減輕、菌類感染、腫大的淋巴結等「早期」、間歇的免疫系統缺失症狀，就會被認爲得了ARC）作爲臨床存在的建立（invention as a clinical entity）。AIDS 是漸進的，是時間之病。一旦某種症狀出現，病程會加快，並帶來難熬的痛苦。除最常見的病狀（諸如卡波西氏肉瘤和卡氏肺囊蟲肺炎等致命疾病）以外，還有許多使無能、使難看、使羞愧的病狀使 AIDS 病人不斷更虛弱、無助、無法控制或照顧基本功能和需要。

AIDS 是慢性病使 AIDS 更像梅毒——梅毒是按「階段」來定義——而不像癌。自「階段」角度思考對 AIDS 話語是不可或缺的。梅毒的最可怕形式是「第三期梅毒」。所謂 AIDS 通常被理解爲三階段中最後一階段——三階段中第一個階段是感染人類免疫系統功能缺失病毒（human immunodeficiency virus, HIV）和出現免疫系統受侵早期證據——在感染和症狀出現間有很長的潛伏期（顯然不像梅毒那樣長，梅毒的第二期和第三期間的潛伏期可能長達數十年。但值得注意的是，當梅毒首次以流行病形式在十五世紀末出現於歐洲，它是個急病，由不明病毒感染而成，其中死亡經常發生在第二期，有時在數月或數年內）。癌慢慢**成長**：它不被認爲是潛伏的（「階段」過程的可信敘述似必定包括延宕或停止概念，而延宕或停止概念正是潛伏概念之所強調）。不錯，癌是「分階段的。」此是主要診斷工具，意指按癌的嚴重性來爲癌分類、決定癌有多「嚴重」。但它主要是一空間概念：癌行經身體，沿可預測的路徑旅行或遷移。癌主要是一身體地理病，和梅毒和 AIDS 大不相同，後者的定義倚賴建構一「階段」時間順序。

梅毒是不必走完全程的疾病（波特萊爾、莫伯桑、茹爾・龔古爾的梅毒走完全程），且經常能停留在第一、第二階段（如福婁拜的情形）。梅毒也是個濫調，如福婁拜所觀察。「梅毒，每人多少都有這個病。」《成見辭典》（*Dictionary of Accepted Opinions*）——福婁拜的十九世紀中葉濫調寶庫①——中一詞條這樣說。而梅毒在十九世紀末、二十世紀初確實獲得一正面關聯，彼時在梅毒和升高的（「發燒的」）精神活動間產生一連結，與自浪漫主義時代以來在肺結核和升高的情感活動間產生的連結類似。大家逐漸相信神經梅毒（neurosyphilis）的腦傷害可能啓發創造性思想或藝術。湯瑪斯・曼——的小說是二十世紀初疾病神話倉庫——使此「梅毒是繆思」概念成爲其《浮士德醫生》的中心概念——《浮士德醫生》的主角是個自願感染梅毒的偉大音樂家，蓋魔鬼保證感染將限於中樞神經系統，如此給與他二十四年熾熱的創造力。齊歐蘭（E. M. Cioran）②回憶在一九二〇年代末的羅馬尼亞，梅毒妒羨（syphilis-envy）如何出現在他對文學光榮的期望中：他發現他得了梅毒，被賦予數年創造力旺盛期，然後陷入瘋狂。此一癡呆症的浪漫化是二十世紀「精神病是藝術創造力或心靈創作力的來源」的幻想的先驅者。但在AIDS——雖然癡呆症也是一常見後期症狀——無補償性神話興起。AIDS，像癌，不容許浪漫化，或許因爲它與死亡的關聯太強烈了。我所知道的有關臨終憤怒的最眞實敘述——基斯杜夫・贊祿西

（Krzysztof Zanussi）的電影《螺線》（*Spiral*, 1978）中，主角的病從未被指明；因此，它**必然**是癌。至今有一百多年，一般性死亡概念是死於癌，癌造成的死被體驗爲一般性挫敗。如今對生命和希望的一般性非難是AIDS。

譯註

① 福婁拜著有《濫調集》（*Dictionary of Platitudes*），是對中產階級的嘲諷。

② 齊歐蘭為二十世紀羅馬尼亞哲學家。

第三章

由於無數隱喻已使癌成爲邪惡的同義詞，罹癌已被許多人體驗爲不體面的（因此必須把罹癌的消息隱藏起來）及不公平的（被自己的身體背叛）。爲什麼是我？癌症病人尖聲呼喊。在AIDS，恥辱與罪相連，且罪名是相當清楚的。很少人想，爲什麼是我？次薩哈拉沙漠非洲外多數罹AIDS的人知道（或認爲自己知道）自己何以罹AIDS，它不是個胡敲亂叩的神祕病。誠然，就至今多數情形來看，AIDS患者是某個「危險族群」、賤民團體一員。這病洩露鄰居、同事、家人、朋友可能不知道的身分；它亦證實一身分，此身分即男同性戀者——在美國起初受感染最嚴重的危險族群中，男同性戀者是（孤立病人、使病人暴露於騷擾和迫害的）社群和經驗的創造者。

罹癌也有時被理解爲沈迷於「不安全」行爲的人的病——酒鬼得食道癌，吸煙者得肺癌：癌是對過不健康生活的懲罰（和那些必須從事不安全工作的人〔如罹膀胱癌的石油化學工廠裡的工人〕大不相同）。在器官（或組織）和人從事的行爲間有愈來愈多連結被找出，就像在最近，許多人懷疑結腸癌和乳癌和富含動物脂肪的飲食有關聯。但與癌相關的不安全習慣——連心臟病此一原來很少受責難的病，如今也多半被視爲人爲飲食過度、「生活方式」奢華付出的代價——是意志薄弱、缺乏謹慎、耽溺於合法化學藥品的結果。製造 AIDS 的不安全行爲被認爲不只是弱點而已，它是放縱、犯罪——耽溺於非法化學藥品及不正常的性。

AIDS 的性傳染途徑比其他傳染途徑受到更嚴厲批判——AIDS 被理解爲不只是性放縱之病，而且是性變態之病（我想到美國，在這兒人們目前被告知異性戀傳染是極其稀少的——彷彿非洲並不存在）。主要傳染途徑是性傳染的傳染病必然置性活躍者於大危險下——且此病容易被視爲對性活躍者的懲罰。梅毒如此，AIDS 更是如此，因爲不只亂交還有一被視爲不正常的特殊性「做法」被認爲造成危險。經性行爲得 AIDS 被視爲咎由自取，應受更多責備。由分享污染針頭得 AIDS 的靜脈注射毒品者則被視爲自殺。在盲信——這盲信由（挾萬靈抗生素、宣揚一切性傳染病之無害的）醫學意識形態培養而成下——從事激烈性行爲的亂交男同性戀者被視爲專注的享樂主義者——雖然很清楚，他們的行爲也是自殺。至於血友病患者和由輸血而得 AIDS 的人，雖然不被認爲應爲他們的病負責，但可能被受驚的人排斥，並代表一更大的威脅，因爲，不像已被污名化者，他們不容易指認。

性接觸是傳染途徑的傳染病總引起「容易傳染」的恐懼和「在公共場所經非性交途徑傳染」的奇怪幻想。美國海軍艦船上門上的球形捏手的除去和旋轉門的安裝，以及二十世紀初美國公共飲水機旁金屬飲杯的消失，是「梅毒會傳染給無辜的人」之「發現」的早期影響。「務必在光屁股和公共馬桶座圈間放入紙」這個給中產階級兒童的警告，則是另一有關「梅毒病菌由髒者傳給無辜者」的恐怖故事——這故事曾有很多人相信，至今仍廣受相信——的痕跡。每一受人害怕的流行病都在病的攜帶者（這通常意指窮人和深色皮膚的人）和被定義——衛生專家和其他官僚做此定義——成「一般大眾」的人間劃下明顯界線。AIDS 在此病的「一般大眾」：不注射毒品、亦不與注射毒品的人發生性關係的白人異性戀者間引起類似傳染恐懼。像梅毒是一危險他者的疾病一般，AIDS 被理解爲折磨已被污名化者。但梅毒不被等同於死亡，AIDS 則被認爲等同於痛苦的死。

「AIDS 不是一種病而是一徵候群，由無數構成這病的病組成」的事實，使 AIDS 更像定義（或建構）之物。誠然，「AIDS 必定是致命的」的說法部分倚賴醫生決定將 AIDS——及 AIDS 的早期階段——定義成的東西。而此決定倚賴一和「成熟的病」（full blown disease）概念一樣富於隱喻性的概念❶。「成熟的」是「病一定是致命的」的形態。正如不成熟的東西注定變成成熟、萌芽的變成盛開（初生之犢變成發育完全）——醫生的植物學或動物學隱喻使發展成 AIDS 成爲標準、通則。我不是說隱喻創造了臨床概念，我是說隱喻做的事絕不只認可臨床概念而已，它對（尚未被證明的）臨床證據的解釋提供支持。只是，對七年前才被確認的病，下結論「感染一定會製造致死的東西」、「每個得被定義成 AIDS的東西的人一定會死於 AIDS」，未免太早了（誠如一些醫學作家所猜測的：驚人的死亡率可能反映對病毒最沒有抵抗力的人的速死——由於減少的免疫力、由於先天的傾向，及其他可能因素——而非反映一致命感染的蹂躪）。將病解釋爲分成數個階段是完成「成熟的病」隱喻的必要方式，但它也稍微削弱了由此隱喻所暗示出的必然性（inevitability）概念。那些對感染有多致命兩面下注有興趣的人能使用標準三層分類——HIV 感染、和 AIDS 有關的徵候群（ARC）、AIDS ——以玩味兩種可能中的任一種或兩種：較不災難性的一種，即**並非**每個受感染的人都會自 HIV 感染「前進」或「變化」；及較災難性的一種，即每個人都會。

主導有關 AIDS 的辯論一段時間的，是對證據的較悲觀的解讀，這意味命名的改變已在進行中。主導 AIDS 如何被理解的行政官業已決定不該再有「可以用不同首字母縮略詞代表 AIDS

不同階段」的想法。近來對重定用辭的建議——例如，逐漸淘汰 ARC 一辭——並未挑戰「分階段的 AIDS」的建構，但卻把更多重點放在病程的**連續性**上。「成熟的病」現在被視爲更不可避免，而這加強了已存在的宿命論。❷

從最初，AIDS 的建構便倚賴「將一群人自另一群人分開」——將病人與健康者分開、得 ARC 的人與得 AIDS 的人分開，他們與我們分開——的概念，同時暗示這些區別的容易瓦解。不管怎樣兩面下注，預測總聽來有敲喪鐘之感。是以，AIDS 專家和公共衛生官員就「感染病毒的人得『成熟的』病的機會」所發表的宣告常給人「先放好消息，再放壞消息」之感。「會在五年內顯出 AIDS 症狀」的百分比估計——在我寫此文的此刻，數字是百分之三十到三十五——必定伴隨「『多數』、『大概所有』被感染者最後會生病」的講法。是故，關鍵數字不是可能在短時間內發展出 AIDS 的人的百分比，而是在感染 HIV（被描述爲終生的、不可逆轉的）與頭一批症狀出現間的**最大**間隔。在 AIDS 被追蹤七年後，感染與生病間的可能年數被定在十到十五年。此一數字（想必會繼續被向上修正）十分有助於維持 AIDS 作爲一無情不治之症的定義。

相信「所有『身懷』病毒者最後會生病」的明顯結果是，被測得 HIV 陽性的人就被視爲 AIDS患者，只是尚未生病而已，只是時間問題，像任何死刑。值得注意的是，這類人經常被視為已生病。測得 HIV 陽性（這通常不是意味著病毒的存在的測得，而是病毒的抗體的存在的測得）逐漸與生病同義。感染意味生病，從日後的觀點。那珍貴臨床醫學概念——「感染但不生病」（身體「窩藏」許多感染），正被（相當於恢復反科學污染邏輯〔antiscientific logic of defilement〕、使『被感染但健康』難成立的）生理醫學概念取代。此新意義中的生病能有許多實際影響。當人的「HIV 陽性」的事實被別人知悉，他很可能失去工作（儘管在美國，以「HIV 陽性」解雇人是不合法的），故而隱瞞陽性檢驗結果的誘惑必定是很大的。測得 HIV 陽性的影響對某些族群更具懲罰性，對這類族群美國政府已使檢驗成為強制性。美國國防部業已宣布軍事人員被發現是 HIV 陽性就要被勒令退出「敏感、有壓力的工作」，因為證據顯示感染病毒，就算沒有任何症狀，也會在一些帶原者間製造智力的變化（證據指出：一些測得 HIV 陽性的人在某些神經科檢驗上的低分數反映出感染病毒造成的智力損害，儘管多數醫生認為此非常不可能，或可能被剛獲悉自己是 HIV 陽性的人的「憤怒、沮喪、恐懼、驚慌」造成）。還有，測得 HIV 陽性如今使人無資格移民。

就以前所有傳染性流行病而言，流行病相當於列表病人的數目。AIDS 被視為由該數目加上對於一大群被感染但健康的人的計算組成。這計算不斷被重做，確認這些人、給這些人貼上標籤的壓力也在增加。隨著最新式的生理醫學檢驗產生，有可能創造一新終生賤民階級——未來的病人。但此由現代醫學檢驗的勝利所創造出的疾病概念急速擴張的結果是返回過去，回到醫學勝利主義來臨以前，彼時病是數不清的、神祕的，從病重到瀕死的過程是正常的過程（不像現在，從病重到瀕死的過程是醫學的過失或失敗、必須被匡矯）。AIDS 是人在生病前已被理解為生病的病；這病製造無數症狀／病；這些症狀／病是無法治癒的；這些症狀／病導致許多（先於生理死亡的）社會死亡——AIDS 恢復了前現代疾病經驗，如在多恩《緊急時刻祈禱文》中所述，「攪亂一機制及該機制的功能的一切事物都是病，」病在我們：

為病的猜疑、懷疑、憂慮所苦時，在我們能稱病為病之前，就開始了；我們不確定我們是否病了；一手藉脈搏問另一手，我們的眼問我們的尿，我們該怎麼辦……我們為病所苦，無法撐到痛苦來……

病對身體各部造成的痛苦使靈藥成為妄想，因為「靈藥只是個意外，但病的症狀是如此強烈，醫生必須開那症狀的藥方而非病本身的藥方，」且其結果是放棄：

病是最大的不幸，病的最大不幸是孤獨；當病的傳染性使該幫忙的人不敢來；連醫生也不敢來……這是對病人的放逐……

在前現代醫學，病被描述成依直覺獲得體驗、被體驗爲一外在和內在的關係：一內在騷動或某能在身體表面看到的東西（或在皮膚下方，藉聽或觸診感覺到），它在內部受到檢視（在手術、在驗屍）時被確認。現代醫學具「複雜的『什麼將在身體內被觀察到』的概念：病的結果（受損的器官）和病因（微生物）都能被觀察到」和「複雜的疾病分類」的特徵。

在工匠診斷時代，被檢查製造立即的判決，在醫生說話的那一刹那，判決就被裁定了。如今檢查意味著檢驗。被檢驗引進一時間流失，鑑於醫學檢驗的工業性格，這流失能長達數星期：對那些認爲自己在等死刑或開釋的人而言，這是痛苦的延宕。許多人由於害怕裁決、害怕被放在歧視的名單上、害怕宿命論（宿命論能有什麼好處？）而不願受檢。某些常見癌症——只要及早治療，就不太可能致命——的早期自我檢查的有效性，如今被廣泛了解。至於對無情、無藥可救的病做早期檢查，則不被認爲能帶來任何好處。

和其他引起羞愧感的病一樣，AIDS經常是個祕密，但不是不讓病人知道的祕密。癌診斷經常被病人家人守祕而不讓病人知道；AIDS診斷經常被病人守祕而不讓病人家人知道。而像其他被視爲不只是病的重病一樣，許多AIDS患者被帶往全身而非特定病（illness-specific）治療，特定病治療被視爲無效或太危險（認爲特定病的治療無效、危險，是一錯謬、自認爲聰明的常見意見）。某些罹癌者仍在做特定病治療——但癌如今是手術和藥常能治好的病，且迷信和放棄正使得有些AIDS患者拒絕反病毒化療——反病毒化療縱使不是靈藥，卻已證明有些療效（有效於減緩病程進展、避開某些常見病狀），而試圖以「另類療法」治療自己。但將衰弱的身體交給長壽餐的淨化就治療AIDS而言就像放血一樣無效——放血是多恩的時代之「全身」醫療法。

作者註

❶ 標準定義把罹患「符合 AIDS 監督定義的標準」(fulfilling the criteria for the surveillance definition of AIDS) 的病或徵候群的人，與感染 HIV、顯出「未符合成熟的病的經驗主義標準」(do not fulfill the empiric criteria for the full-blown disease) 的症狀的人（即 ARC 患者）區別分類，因此有了下述百分比數字：「據估計，約有百分之二十五的ARC病人會在三年內發展出成熟的病。」Harrison's *Principles of Internal Medicine*, 11th edition (1987), *P*.1394。

AIDS 並無自然邊界，它是個「其認定保留做達成檢查目的之用、方便醫界人員及其他官系製表、監督」的病。由是，「可實證的」(what is empirical) 和「方便監督的」(what pertains to surveillance) 在醫學教科書中常被等同，但這兩個概念其實出自很不同的理解模型（AIDS 是符合被引述做「監督定義的標準」或「經驗主義標準」的病：HIV 感染加上一種以上被包含在〔由 AIDS 在美國的主要定義行政官——亞特蘭大城的疾病控制中心——製作的〕名冊上的病）。此一約定的定義加上其「成熟的病」的隱喻，決定性地影響了 AIDS 如何被理解。

❷一九八八年，由（美國）總統所任命組成的AIDS調查委員會（Presidential Commission on AIDS）建議「不再強調」ARC一辭的使用，因為此辭「容易模糊此疾病階段的威脅生命面」，也有人建議丟棄AIDS一辭。由總統所任命組成的AIDS調查委員會所提出的報告明白地用HIV取代AIDS。作為「由『監督病』轉入『監督感染』」的建議的一部分。再一次，所給的理由之一是現存的用辭遮蓋了威脅的嚴重性（「此一經年累月的專注於AIDS臨床病徵而非專注於HIV感染所有階段〔例如，從最初產生血清〕轉化〔initial infection to seroconversion〕，到血清中出現抗體的無症狀階段〔antibody-positive asymptomatic stage〕，到〔成熟的AIDS〕已產生使大眾認識不清HIV感染普及程度的效果……」）。很可能，AIDS最後會被重新命名。此一命名的變化會正式合理化「將被感染但無症狀者包括入病人之中」的政策。

語源上，病人意指受苦者。最令人畏懼的不是病苦，而是墮落之苦（suffering that degrades）。

「疾病不只是痛苦史詩，而且是自我超越的時機」這一點，獲得浪漫文學及醫生作家所提供的個案史肯定。有些病似比其他病更符合這種思考。奧立佛・塞克斯（Oliver Sacks）①用災難性的神經病（neurological illness）作爲他描寫痛苦、自我超越、縮小（diminishment）、高揚（exaltation）的材料。他的先驅者——湯瑪斯・布朗爵士（Sir Thomas Browne）②，用結核病思考疾病，在〈致友人信，在他密友去世時〉（A Letter to a Friend, Upon Occasion of the Death of his Intimate Friend, 1657）中，對關於結核病的陳腔濫調做解說：結核病是一獨特生病情狀（「這是一纏綿的病」）及一獨特死亡情狀（「他的輕柔的死」）。輕柔的死的虛構——事實上，死於結核病經常是艱難且非常痛苦的——是多數（不被視爲可恥的）病的神話的一部分。

和被歸於結核病的輕柔的死成對比，AIDS 導致痛苦的死。縈繞集體想像的隱喻化的病都是痛苦的死，或被想像成痛苦的死。「致命的」本身並不足以製造恐怖，「致命的」甚至不是必要的，如在令人困惑的痲瘋例子中所顯示——痲瘋可能是所有疾病中最被污名化者，儘管痲瘋很少是致命的且非常難於傳染。癌症比心臟病更令人畏懼，儘管罹心臟病的人死於心臟病的機率比罹癌的人死於癌的機率更高。心臟病是一大事但它不給人新身分，除非變成較好的東西，否則轉變不受人喜愛：受恐懼激勵，心臟病人培養好運動／飲食習慣，開始過較謹慎、健康的生活，且心臟病經常被認爲製造輕柔的死。

最駭人的病是那些被視爲不只是致命的而且是使人獸化（dehumanizing）的病。表現在十九世紀法國狂犬病恐慌（有著無數被剛「發狂」動物傳染的僞案〔眞實狂犬病例相當稀少〕）中的，是感染變人爲發狂動物的幻想，而非「狂犬病（在巴斯德於一八八五年發現治療法之前）經常是致命的」的事實。而儘管霍亂在十九世紀西歐殺的人比天花殺的人少，霍亂更令人畏懼，因爲霍亂襲擊的突然及症狀的難看：急性痢疾和嘔吐，其結果預言了死後分解的恐怖，幾小時內急性脫水使病人縮爲枯萎的人，皮膚變成藍黑色（淹沒人的、刺穿人的恐懼，在法文裡仍叫做 unepeur bleue），身體變冷；死亡隨即來到。

小兒痲痺症的效應很駭人——它萎縮身體——但它不使肉體腐壞：它不令人厭惡。再者，小兒麻痺症只影響身體，而不影響臉。對小兒麻痺症的適當、非隱喻性的反應歸功於臉的特權地位——臉決定了我們對肉體美／肉體毀壞的評價。現代哲學／現代科學對笛卡兒式身心分離所做的揭穿未能絲毫減少西方文化對「臉與身體分離」的堅信，臉與身體的分離影響禮儀、流行、性的感知（sexual appreciation）、審美感性每個層面——幾乎是我們全部的對「適當」（appropriateness）的看法。此一分離是歐洲文化肖像學傳統之一——基督徒殉教的描寫——之一重點，在基督徒殉教描寫，臉上刻畫和身體描寫間有著明顯分立。那些數不清的聖塞巴斯提安、聖亞加莎、聖勞倫斯肖像（但不包括基督本人肖像），臉呈現「比下方殘酷事物好」的樣子。下方，是身體殘骸。上方，是人，具現在臉中，臉往旁邊看，通常朝上，不顯出痛苦或恐懼；已在他方（唯既是人之子也是上帝之子的基督臉上流露出痛苦：正在受難）。我們的尊嚴之人（person of dignity）的觀念，仰賴臉與身體分離❶、「臉可以自外於身體所發生之事」的可能性。不管怎樣危險，像心臟病和流行性感冒等不損害臉的病從不引起最深恐懼。

不是每種臉的改變都被視為可憎，最可怕的是那些彷佛產生獸性（痲瘋病患者的「獅臉」）或腐壞（如在梅毒的情形）的改變。位於屬於病的道德判斷之下的是有關美／醜、清潔／髒污、熟悉／陌生的審美判斷（更正確的說法是，這些判斷係起源自審美、道德範疇分裂、終於對立起來的階段之前)。最可怕的毀損是反映潛在、前進的變化、人的分解的毀損。天花也毀損臉,但天花痘痕並不惡化。誠然,它們是生還者的標記。痲瘋病患者、梅毒患者、AIDS 患者臉上的痕跡是分解(decomposition)的記號,是有機物。

有機物的邪惡描寫在十九世紀興起以描述病和病因。某些病(如霍亂)和易生病的狀態,被認爲由「受污染的」(或「骯髒的」)空氣造成。經常被確認爲腐敗有機物,此一攜帶疫病的大氣逐漸被等同於都市骯髒、垃圾、腐壞。此等主張最後被巴斯德和科赫對某些微生物所扮演的角色的發現擊敗。一八八〇年時,科學界不再相信沼氣(一八八三年,科赫發現結核桿菌後一年,他發現引致霍亂的水生細菌)。但即使在沼氣理論被細菌理論擊敗後,沼氣仍存在,被奪走其第一序起因地位,作爲疾病解釋中模糊共同因素。「生活在黑暗、骯髒城市造成結核病」的堅信是沼氣理論之一版本,到二十世紀中葉——結核病的眞正起因被發現很久以後——仍受人信賴。沼氣理論就賦予病意義而言似是必要的。

沼氣理論在被科學家拒絕後,啓發了至少一偉大藝術品:德布西用梅特林克的劇本《普雅斯和梅麗桑德》(*Pelléas et Mélisande*)——可說是置於沼氣世界的《崔斯坦和伊索爾德》——製作的歌劇。誠然,《普雅斯和梅麗桑德》的世界——人人自承有虛弱、失落感;古老、傾圮的城堡照不進一絲光線；地上充滿地下恐怖和水坑——以上種種都是沼氣的相關因子——像是一幅精神病畫像。蓋一般性疾病範疇（category of generic sickliness）被對病因的新理解逐漸淘汰出十九世紀醫學思考後，進入心理學領域。身體有病的人成爲神經衰弱的人。「受污染、使發病的環境」（organically contaminated, objectively pathogenic environment）的概念再出現在「（造成精神病傾向的）心理受污染的環境」（psychologically contaminated ambiance that produced a disposition to mental illness）的概念裡。

這概念不只存在於心理學領域，且隨著心理學取得科學的位階，回過頭來影響醫學。「許多或甚至多數疾病都不是生理的而是精神的」的流行看法永恆化了沼氣理論，「心理沼氣（沮喪、恐慌）能引致生理疾病」的理論已被用在許多疾病（包括癌症）的解釋上。AIDS——AIDS的一些隱喻與癌的隱喻相同——與癌症的不同之處，在於至今無人嘗試對AIDS做心理學上的說明（推論、研究）。

作者註

❶ 臉的優越性是不易辯駁的。對臉和身體分離的虛偽性的執迷是貢布羅維奇（Gombrowicz，譯註：波蘭小說家）《費爾迪杜爾克》（*Ferdydurke*）的重心，這部小說不斷主張身體是由各部分組成，每部分有一獨立生命，而臉只是另一身體部分。《費爾迪杜爾克》是對性愛和社會階段的後拉伯雷式（post-Rabelaisian）嘲諷，貢布羅維奇據以展開其嘲諷的觀點是「不得已回到童年」（enforced, humiliating return to childhood）的觀點——而非「疾病帶來羞辱」的觀點。即《費爾迪杜爾克》是部喜劇，而非悲劇。

譯註

① 塞克斯為作家、心理分析師，著有*The Man Who Mistakes his Hat for his Wife* 等書。

② 布朗（1605-1682）為英國醫生、作家。

第五章

「瘟疫」是AIDS流行病賴以被理解的主要隱喻。因爲AIDS，癌被指爲流行病、乃至瘟疫的現象似在減弱：AIDS已使癌在比較下平凡無奇。

來自拉丁文plaga（〔疾病的〕發作，傷口）的plague（瘟疫），長久以來被隱喻性地用做集體災難、邪惡、災禍的最高規格——普洛克皮烏斯（Procopius）①在其毀謗傑作《祕密歷史》（*The Secret History*）中，稱猶斯丁年皇帝②比瘟疫還壞，並認爲許多可怕的病都可用猶斯丁年來稱呼。儘管被稱爲瘟疫的病往往致命率很高，致命率高對病被視爲瘟疫般並不必要。現在極少致命的痲瘋，在它被視爲瘟疫時（約一〇五〇至一三五〇年間）亦不很常致命。而梅毒之所以被視爲瘟疫——布雷克談及「以瘟疫妨礙婚禮禮車」的「年輕妓女的詛咒」——不是因爲梅毒的致命率很高，而是因爲梅毒是使人丟臉、使人失能、是噁心的。

被視爲瘟疫的通常是流行病，且這些流行病被理解爲懲罰。視病爲懲罰是最古老的觀念，這觀念造成對病人極大的不公平。寫了數篇有關流行病的論文的希波克拉底，不認爲「天譴」

是腺鼠疫起因。但在古代被解釋爲懲罰的病（如《伊底帕斯》中的瘟疫）不被認爲是可恥的（痲瘋和其後的梅毒將是可恥的）。病在古代取得的意義，是集體災難，和對一社群的審判，唯受傷和失能被視爲個人招致。要在古代文學中找到可恥的病的類比，人必須求助於菲洛克蒂特斯和他的足傷。

最令人畏懼的病，那些不只是致命的而且變身體爲醜惡物的病（如痲瘋、梅毒、霍亂和〔在許多人想像中的〕癌），是特別容易被抬舉爲「瘟疫」的病。痲瘋和梅毒是最早被描述爲「可憎」的病。圍繞 AIDS 的隱喻來自十五世紀末醫生對梅毒的敘述：梅毒是可憎的、報應的、侵略性的病。儘管十六世紀初最富影響力的歐洲大儒伊拉斯莫斯將梅毒描述爲「只是一種痲瘋」（到一五二九年，他稱梅毒爲「比痲瘋還壞」），但梅毒已被理解爲不同的東西，因爲性傳染的緣故。帕洛塞色斯③（在多恩的衍譯裡）說到「那骯髒的傳染病，那時已侵略數地的人，由於人欲橫流，爲了懲罰放蕩的緣故上帝降下那病。」視梅毒爲對個人踰越的懲罰延續一段長時間（直到梅毒變得可治前都是如此），於此同時梅毒被視爲對群體放蕩的懲罰——就如 AIDS 現在在富裕工業國家的情形。和被理解爲個人病的癌症大不相同，AIDS 被理解爲個人和「危險族群」成員的病——"risk sroup"這聽來中立、官僚主義的詞復興了「腐敗群體」此古代意念。

自然，並非所有瘟疫敘述都是關於病和病人的陳腔濫調的載具。以批判性、歷史性角度思考病的努力在整個十八世紀進行，例如狄福的《大疫年記事》（*A Journal of the Plague Year*，1722）、曼佐尼（Alessandro Manzoni）④的《未婚夫》（*The Betrothed*，1827）皆是此等努力。狄福的以「對一六六五年倫敦腺鼠疫做詳實敘述」作爲主旨的歷史小說並未加強我們對瘟疫作爲懲罰或轉化性經驗（transforming experience）的了解，而曼佐尼在他對瘟疫於一六三〇年過境米蘭公國的長篇敘述中，致力表陳一個比他的歷史資料更正確的觀點。但此兩複雜敘述都加強了一些關於瘟疫的簡化概念。

一般瘟疫敘述的一個特徵：瘟疫必定來自他處。當梅毒在十五世紀末開始它在歐洲的流行，它所獲得的名字，是「必要使一可怕的病外國化」的典型例證。❶梅毒對英國人是「法國梅毒」，對巴黎人是日耳曼疾病，對佛羅倫斯人是那不勒斯病，對日本人是中國疾病。但像是關於沙文主義的必然性（inevitability of chauvinism）的笑話揭露一更重要事實：在想像病和想像異己性間有一連結，這連結可能在於「邪惡」（wrong）此一概念，這概念自古以來即被等同於「非我們」、「他者」。污染者總是邪惡的，如瑪麗・道格拉斯（Mary Douglas）⑤所觀察。反過來也是眞的：被視爲邪惡的人被視爲污染源。

疾病的外國發源地可能就是鄰國。❷疾病是一種侵略，常由軍人攜帶。曼佐尼的一六三〇年瘟疫敘述（三十一至三十七章）是這樣開始的：

> 衛生局害怕會隨日耳曼軍隊進入米蘭公國的瘟疫事實上已進入，眾所皆知，它未停在那兒，而繼續侵略、攻占義大利多地。

狄福的一六六五年瘟疫敘述以類似方式開始，對瘟疫的外國起源做了謹慎的思考：

> 一六六四年九月初，我聽說瘟疫又回到荷蘭；一六六三年，瘟疫在荷蘭肆虐甚凶，尤其在阿姆斯特丹和鹿特丹，有些人說是從義大利帶入，有些人說是從列文特（Levant，譯註：地中海東部諸國家和島嶼）隨土耳其船隊攜貨回荷蘭帶入；有些人說是從坎第亞（Candia，譯註：克里特島上最大城市）帶入；有些人說是從塞普路斯帶入。從何處進入並不重要；但大家都同意它又被帶入荷蘭。

一七二〇年代再出現在倫敦的腺鼠疫來自馬賽——馬賽是（一般認爲）十八世紀瘟疫進入西歐的地方：由海員帶入，然後由軍人和商人運輸。至十九世紀，外國起源通常更富異國風味，運輸工具較少被想像，疾病變得幻影似的、象徵性的。

在《罪與罰》（*Crime and Punishment*）末尾，拉斯柯尼可夫夢見瘟疫：「他夢見整個世界受苦於一從亞洲深處來到歐洲的可怕新奇瘟疫。」句子開頭的「整個世界」到句子中間變成爲亞洲瘟疫所苦的「歐洲」。杜斯妥也夫斯基這裡所談的無疑是霍亂，叫亞洲霍亂，久流行於孟加拉，在十九世紀大部分時間是遍及全球的流行病。由來已久的「歐洲是一優越文化存在」觀念的一部分，歐洲是一被來自別處的不治之症所殖民的地方。歐洲被假定當然沒有疾病（歐洲人對自己——作爲侵略者、作爲殖民者——將不治之症帶入「原始」世界倒是不當回事：想想天花、流行性感冒、霍亂對美洲、澳洲原住民造成的蹂躪）。外國起源和可怕的病的關聯的強固是霍亂——在十九世紀歐洲有四次霍亂爆發，死亡率一次比一次低——始終比天花——天花的破壞隨時間前進而增加（五十萬人死於一八七〇年代初的歐洲天花流行病），但天花不能被解釋爲有著非歐洲起源的像瘟疫的病——更令人難忘的一個原因。

瘟疫不再是「被派遣」，如在聖經和希臘古籍中所示。取而代之的是人被瘟疫「侵襲」（visited），且侵襲一再發生，如在《大疫年記事》副標題中所指出的，該副標題解釋，《大疫年記事》是有關「在一六六五年最末大侵襲中在倫敦發生之事」。即使對非歐洲人，不治之症也可能被稱做侵襲。但對「他們」的侵襲必定被描述爲不同於對「我們」的侵襲。「我相信全部人中有約一半被此侵襲帶走。」英國旅行者亞歷山大・金雷可（Alexander Kinglake）寫道，他在腺鼠疫（有時被稱做「東方瘟疫」）肆虐時抵達開羅。「不過，在此種痛苦下，東方人有比歐洲人更多堅強。」金雷克的書《歐森》（*Eothen*，1844）——副標題爲「從東方帶回家之旅蹤」——說明許多（始自「有很少理由期待免於不幸的人有較少能力**感覺**不幸」的幻想的）對他者的歐洲中心的假定。因此許多人相信亞洲人（或窮人、或黑人、或非洲人、或伊斯蘭教徒）不像歐洲人（或白人）那樣受苦。疾病與窮人相連的事實加強了疾病與外國的聯繫：與異國情調的、原始的地方的聯繫。

如此，AIDS 上演瘟疫的老戲，被認爲開始於「黑暗大陸，然後傳播到海地，然後到美國和歐洲，然後……AIDS 被理解爲熱帶病：來自所謂第三世界的流行病，第三世界是世界上多數人住的地方，也是「陰暗熱帶」（tristes tropiques）之所在。在關於 AIDS 的地理起源的思考中有種族歧視成分（將非洲描述爲AIDS搖籃，必定滿足了歐、亞的反非洲歧視）。對AIDS所做的「來自原始地方」與「可能傳染自動物」（綠猴的病？非洲豬熱？）等揣測激活了有關獸性、性放縱、黑人的陳腔濫調。在薩伊等AIDS肆虐的中非國家，反擊已開始。許多醫生、學者、新聞記者、政府官員等受過教育的人相信病毒從美國被送至非洲，是一場失控、已回過頭來加害始作俑者的細菌戰（其目標是減少非洲出生率）。此想法之一版本是AIDS病毒是在馬里蘭的一所CIA—陸軍實驗室被培養，從那兒被送到非洲，由從非洲返回馬里蘭的美國同性戀傳教士帶回病毒發源地❸。

起初，許多人假定AIDS在別處也會變得像它在非洲那樣普及，而那些仍以爲此最後會發生的人經常訴諸黑死病隱喻。瘟疫隱喻是對流行病最悲觀展望的重要載具，從古典小說到新聞報導，標準瘟疫故事是無情（inexorability）、無所逃（inescapability）的故事。無準備者突然遭受打擊，注意預防者亦被擊倒。當故事被一全知敘述者道出時，所有人死亡，如在愛倫·波的寓言〈紅死病面具〉（The Masque of the Red Death [1842]，靈感得自有關在一八三二年霍亂流行時於巴黎舉行的一場舞會的敘述）中所述。幾乎**所有人**死亡——如果故事是從一受精神上創傷的目睹者（這人是受驚的倖存者）的觀點道出，如在尚·吉歐諾（Jean Giono）的斯丹達爾式小說

《屋頂上的騎師》（*Horseman on the Roof*, 1951）中，一被放逐的年輕義大利貴族走過一八三〇年代爲霍亂所困的南法❹。

瘟疫經常被視爲對社會的報應，而AIDS的隱喻膨脹成這樣的懲罰亦使人們習慣於全球傳播的必然性。性傳染病常被比做懲罰；被描述爲不只是個人所受的懲罰也是群體所受的懲罰（「集體淫蕩」）。不只性病這樣被用來確認踰越或邪惡的人口。將災難性流行病解釋爲道德鬆弛或政治衰落象徵直到十九世紀下半葉，都像把可怕的病與異己性相聯繫一樣普遍（或與受輕視、畏懼的少數民族相聯繫）。這樣的歸咎極有效力。把一八三二年霍亂流行病與酗酒相聯繫（禁酒運動才剛開始）的英國衛理公會派牧師不被理解爲主張**每個**得霍亂的人都是酒鬼；總有容納「無辜受害者」（小孩、年輕女性）的空間。結核病在被視爲窮人的病（而非「敏感者」的病）時，亦被十九世紀末改革者連接往酗酒。對與罪人、窮人相連的疾病的反應必定推薦採納中產階級價值：正常習慣、生產力、情緒自我控制（酒醉被視爲情緒自我控制主要妨礙）。❺健康最後被等同於這些宗教的及商業的價值，健康是美德的證據而疾病是腐敗的證據，「乾淨幾乎等於神聖」的格言被看得很認眞。十九世紀幾次霍亂流行病顯示疾病的宗教解釋的持續衰微；更確切的說法是，宗教解釋日益與其他解釋並存。儘管在一八六六年霍亂流行時，霍亂被普遍理解爲不只是神的處罰，而且是衛生有瑕的結果，但仍有許多人視霍亂爲罪人的災禍。《紐約時報》一位作家宣布（一八六六年四月二十二日）：「霍亂是對違反衛生法的懲罰；它是對骯髒者、不節制者、墮落者的懲罰。」

「霍亂如今不再被視爲罪人的病」顯示的不是用道德意義解釋病的能力減少，而是被用做教訓的疾病種類發生變化。霍亂可能是盤據瘟疫地位達近一世紀的最後一個流行病（我說的霍亂是歐洲、美洲霍亂、十九世紀霍亂；一八一七年之前，從未有霍亂流行病在遠東之外產生）。流行性感冒比二十世紀任何其他流行病都更像瘟疫（如果生命損失是主要標準的話），它突然襲擊、迅速致人於死（通常在數天內），但流行性感冒從未被視爲瘟疫。小兒麻痺症亦不被視爲瘟疫。瘟疫概念未被訴諸的一個原因是，流行性感冒和小兒麻痺症並未具備相連於瘟疫的那些質素（例如，小兒麻痺症被解釋爲孩子——無辜者——的病）。更重要的原因，是在病的道德解釋的焦點上有了轉變，此一轉變（轉入能被解釋爲對個人的報應的病）使視流行病爲瘟疫變得較困難。長時期以來，癌是最適應此世俗社會「需要藉疾病意象來進行責備、懲罰、檢查」的病。癌是個人的病，被理解爲無能行動的結果（無能謹慎、無能行使適當自我控制、或無能適當地壓抑）。在二十世紀，用道德意義解釋流行病已變得幾乎不可能——除了用道德意義解釋性病。

「疾病顯露了道德鬆弛、且是道德鬆弛的懲罰」的想法的強固，能以另一方式——藉由觀察「混亂（或腐敗）是種疾病」敘述的強固——來觀察。瘟疫隱喻就產生對社會危機的觀照而言實在不可缺少，以致瘟疫隱喻在流行病不再被目以道德眼光且大型流行病如此經常被宣稱為過去之事的時代——一九二〇年代初、中期的流行性感冒和腦炎與一新神祕流行病出現於一九八〇年代初之間的時代——並未減弱❻。瘟疫隱喻在一九三〇年代常被用作社會／心理災難的同義字。此種瘟疫隱喻經常伴隨粗暴、反自由主義的態度。想想亞陶有關劇場和瘟疫的論述⑥、威廉・賴希有關「感情瘟疫」（emotional plague）⑦的論述。而此等一般性「診斷」，必然助長反歷史思考。此種診斷有若神正論⑧，它不只明訂邪惡象徵，且使此象徵成為粗糙、恐怖正義的承載者。在恰佩克（Karel Čapek）⑨的《白瘟疫》（*The White Plague*, 1937）裡，可怕的瘟疫只加害那些年逾四十、品性端正的人。

寫於納粹占領捷克的前夕，恰佩克的寓言劇是種異體——用瘟疫隱喻傳達被主流歐洲自由主義者定義為粗野（barbaric）的威脅。這劇的神祕、可怕的疾病是被認為來自亞洲的致命痲瘋。但恰佩克對把政治邪惡和異形侵入視為同一不感興趣，他不將他的寓言重點放在疾病本身，而放在由科學家、新聞記者、政客所進行的疾病資料管理。著名痲瘋專家向一記者高談闊論（你可說，痲瘋是當前的病。至今有五百萬人死於痲瘋、兩千萬人患痲瘋，至少六千萬人渾然不覺身體上大理石般斑點）；責罵一醫生用通俗名詞「白瘟疫」與「北京痲瘋」，而非科學名字「陳氏徵候群」；幻想他的診所在確認新病毒、找到療法上所做的努力（「世界上每家診所都有一深度研究計畫」）將增加科學威望、爲新病毒的發現者贏得一座諾貝爾獎；找到療法時欣喜若狂（「痲瘋是歷史上最危險的病，比腺鼠疫還糟」）；擬定計畫送痲瘋患者到看守嚴密的拘留所（「鑑於所有帶病者都是潛在疾病傳播者，我們**必須**保護未被傳染者免於傳染。不忍監禁帶病者就是致無辜者於死」）。無論恰佩克的反諷有多卡通化，它們是災難（醫學災難、生態災難）在現代大眾社會**作為**被管理的公共事件的似可信的描寫。恰佩克安排疾病隱喻做報復機制（在《白瘟疫》末尾，瘟疫擊倒獨裁者本人），但他對公共關係的理解依舊引導他在劇中表現對疾病**作為**隱喻的了解。名醫指出科學的成就無法與正要發動戰爭的獨裁者的成就相比，「獨裁者已轉開一場相當糟的瘟疫：安那其瘟疫、腐敗梅毒、粗野自由流行病、社會瓦解瘟疫。」

一七四七年出版的卡繆的《瘟疫》，是由另一偉大歐洲自由主義者對瘟疫隱喻所做細微精巧的運用。《瘟疫》並非（如有些人認爲的）是一（腺鼠疫在一地中海港市的爆發代表納粹占領）

的政治寓言。此一瘟疫不是報應的。卡繆未抗議腐敗或暴政，也未抗議必死性。瘟疫是一可作爲殷鑑的事件（exemplary event）。卡繆的瘟疫隱喻是超然的、冷靜透徹的、自覺的——與審判無關。但，就如在《白瘟疫》中的情形，《瘟疫》中的角色宣稱在二十世紀發生瘟疫是多麼不可思議……彷彿「瘟疫不可能發生，再也不可能發生」的想法意味著瘟疫必須發生。

作者註

❶ 首批瘟疫敘述中有如下記載：「此疾病從它影響的不同人身上獲得不同名字。」喬望尼·迪·維哥（Giovanni di Vigo）在一五一四年寫道。如同稍早以拉丁文寫就的有關梅毒的論文——Nicolo Leoniceno 所寫（1497）和 Juan Almenar 所寫（1502）——迪·維哥所寫的論文稱瘟疫為「法國疾病」（迪·維哥所寫這篇論文和當時其他敘述——包括 Girolamo Fracastoro 所著的《梅毒》〔*Syphilis; or a Poetical History of the French Disease*, 1530〕——的選錄見於 Ralph H. Major 編輯的《古典疾病敘述》〔*Classic Descriptions of Disease*,

1932」）。道德解釋自始就盛行。一四九五年，梅毒流行後一年，馬克西米連皇帝（Emperor Maximilian）下詔書，宣布梅毒是上帝為懲人類罪惡而降下的不幸。

❷「梅毒來自遠於鄰國的地方，它在歐洲是一全新疾病，由在美洲得梅毒的哥倫布的水手從新世界帶回舊世界」的理論，成為梅毒起源公認的解釋，且至今仍有許多人相信。值得注意的是，最早談論梅毒的醫學作家並不接受此可疑理論。Leoniceno 的《流行病小書，法國疾病如何傳播》（*Libellus de Epidemia, quam vulgo morbum Gallicum vocant*）是由問「古人是否熟悉梅毒在法國疾病外的名字」開始的，並說自己堅決相信古人熟悉。

❸謠言可能不是起源自 KGB 支持的「假情報」活動，但它獲得來自蘇聯宣傳專家的有力支持。一九八五年十月，蘇聯周報《文化報》（*Literaturnaya Gazeta*）刊登一篇文章，主張 AIDS 病毒是美國政府在馬里蘭州德崔克堡（Fort Detrick）進行生物戰時產生的，而由美國軍人傳播到海外。相關人士引述印度報紙《愛國者》（*Patriot*）上一篇文章，這篇文章被莫斯科的「民主進步廣播電台」（Radio Peace and Progress）引用，繼被全世界報紙雜誌採納。一年後它出現在倫敦保守、發行量大的《周日快報》（*Sunday Express*）的第一版（「AIDS 病毒是美國科學家在實驗室裡製造，結果釀成大禍——直到今天，世人才了解這

被掩藏許久的祕密」）。雖然被多數美國報紙忽略，但這則《周日快報》報導在幾乎每個其他國家被利用。一九八七年夏天，它出現在肯亞、祕魯、蘇丹、奈及利亞、塞內加爾、墨西哥的報紙。戈巴契夫政府讓蘇聯科學院兩名傑出院士出面否認這項報導，此否認在一九八七年十月底被刊登在《消息報》（*Izvestia*）。但這報導仍在被使用——從墨西哥到薩伊，從澳洲到希臘。

❹ 根據世俗改革者所偏好的診斷，霍亂是營養不良和「耽溺於不正常習慣」的結果。倫敦中央衛生局官員警告霍亂無可治療，建議呼吸新鮮空氣和保持清潔，儘管「真正預防法是健康的身體和愉快、悠閒的心境。」引自 R.J.Morris, *Cholera1832*（1976）。

❺ 引自 Charles E. Rosenberg, *The Cholera Years: The United States in 1832, 1849, and 1866*（1962）。

❻ 一九八三年，歷史學家、《瘟疫與人》（*Plagues and Peoples*）的作者威廉・麥克奈爾（William H. McNeill）以如下主張開始他對新黑死病歷史的評估：「使我們不同於我們的祖先、並使當代經驗與其他時代的經驗完全不同的事物之一，是流行病不再是人類生活的重要因子。」（*The New York Review of Books*, July 21, 1983）此主張（和許多類似主張）

的歐洲中心的前提著實昭然若揭。

譯註

①普洛克皮烏斯（d.565?）為拜占庭歷史學家，他的《祕密歷史》記錄宮廷穢事。

②猶斯丁年（Justinian, 483-565）為公元五二七至五六五年間拜占庭皇帝。

③帕洛塞色斯（Paracelsus, 1493?-1541），瑞士醫師及煉金術士，在煉金術、化學、治金術等方面的知識為他贏得廣大聲譽。他提倡用不同療法來治不同的病，並對梅毒進行研究。

④曼佐尼（1785-1873），義大利詩人、小說家。

⑤瑪麗．道格拉斯：英國人類學者，結構主義、人類學領導人之一。對反常、危險、不潔的事物特感興趣，並以分類、系統的觀念來看待，她的學說受人類學家李維史陀影響很深。

⑥亞陶提倡名為「殘酷劇場」的戲劇，深深影響二十世紀劇場。「殘酷劇場」的目標在於干擾觀眾、揭露大自然的力量。為達到此目標，亞陶強調如色彩和動作等非口

語劇場質素，並強調暴力作為劇場設計的重要性。亞陶將劇場和瘟疫連結在一起，因為兩者皆破壞文明表面，揭露底下的醜陋現實，使人回到原始狀態，在此原始狀態中人缺乏道德和理性。

⑦賴希批評法西斯主義為“emotional plague”，主要指法西斯為一種非理性的東西。

⑧神正論（theodicy），罪惡的存在為神意之說。

⑨恰佩克（1980-1938），捷克小說家、劇作家。

第六章

新災難性流行病在數十年來，許多人信心滿滿地以爲災難性流行病，屬於過往時興起不足以將流行病膨脹成「瘟疫」，必須該流行病的常見傳染途徑之一是藉性行爲傳染。

卡頓・馬瑟（Cotton Mather）①稱梅毒爲「上帝爲我們的時代保留的公正審判」。想起從十五世紀末到二十世紀初許多人對梅毒發出的此等謬論，人實在不應驚奇許多人想把AIDS看成「似瘟疫」、「對社會的道德審判」。專業非難者無法抗拒由致命性病所提供的耍嘴皮機會。因此，「AIDS主要是一異性變傳染病」的事實，未能阻止如赫姆斯（Jesse Helmes）②和波德賀瑞茲（Norman Podhoretz）③等公共道德守護者將AIDS描述成特別針對西方同性戀者的災難、雷根時代名人布凱南（Pat Buchanan）演說「AIDS和道德破產」、法威爾牧師（Jerry Falwell）④提供「AIDS是上帝對未遵守祂的律則的社會的審判」的一般性診斷。令人驚奇的不是AIDS流行病被這樣利用，而是此等話語只被用在同性戀者身上；AIDS的官方話語必定包含對同性戀者的申斥。

上述宣言可被貶斥爲由性病喚起的修辭——從卡頓・馬瑟的宣告到近來由兩位巴西傑出牧師——宣布AIDS是「道德墮落的結果」的法爾柯（Falcão of Brasilia）主教，和描述AIDS是「上帝的懲罰」及「大自然的報復」的賈內洛樞機主教（Cardinal of Rio de Janeiro, Eugenio Sales）——發表的宣言皆可做如是觀，更啓人興味的是此種惡言的世俗支持者。威權政治意識形態可自助長恐懼得利，眞實疾病是有用的材料。流行病經常引出「禁止外國人、移民者進入」的呼籲，仇恨外國人的宣傳總將移民者描寫成疾病（十九世紀末的疾病是霍亂、黃熱病、傷寒症、結核病）帶原者。法國政治人物尚—馬利・勒・潘（Jean-Marie Le Pen，代表最激進的民族歧視、種族歧視觀點）已想出凝聚恐懼策略，堅持AIDS不只是感染的而且是傳染的，並呼籲強制性全國檢驗及帶原者隔離，這從恐懼角度看是很合理的。AIDS是給現今南非政權的一件禮物——南非外交部長最近在提到煤礦工人得來自鄰近全爲黑人國家的疾病時宣布：「恐怖分子攜帶著比馬克思主義更恐怖的武器前來：AIDS。」

AIDS流行病成了第一世界政治偏執狂的理想投射。所謂AIDS病毒，不只是來自第三世界的侵略者，它能代表任何威脅。在美國，AIDS引起的種族歧視反應比在歐洲低——此處的歐洲包括蘇聯，在蘇聯AIDS的非洲起源被強調。在蘇聯，AIDS既是相關於第二世界威脅的情緒的提醒者，也是第一世界被第三世界侵擾的圖象。可斷定地，在美國最致力於從 AIDS 流行病擷取道德教訓的公共聲音（如波德賀瑞茲）是那些（其主要論題是擔憂美國維持其好戰性、其軍備開支、其堅定反共立場的意志，並到處發現美國政治／帝國權威衰落證據）的人。斥責「同性戀瘟疫」是一更大的抱怨（常見於西方的反自由主義者和來自蘇聯集團的許多流亡者，抱怨當代各種自由）的一環：此一抱怨是對「軟弱」西方（連同其享樂主義、粗俗性音樂、耽溺於毒品、失能家庭生活〔這些已損害對抗共產主義的意志〕）的抨擊。AIDS 是將政治議程轉譯成群體心理問題的人（有民族自尊和自信心的人）的常見關切。雖然這些專家堅持 AIDS 是對不正常的性的懲罰，但推動他們的並不只是對同性戀的恐懼，更重要的是 AIDS 在貫徹新保守主義者活動（對一九六〇年代的文化鬥爭）上的有效性。「意志」政治——不寬容的意志、偏執狂的意志、恐懼政治虛弱的意志——已抓緊 AIDS。

AIDS 是已被培養一百多年的恐懼——如對「顛覆」的恐懼，及對無法控制的污染和無法阻遏的第三世界的移民的恐懼——的合適刺激物，AIDS 在美國被想像成威脅文明之物似是不可避免的。藉保持對 AIDS「容易傳染，迅速傳播」的恐懼來提高 AIDS 的隱喻高度，並未減少 AIDS 作爲「不正常行爲（或經濟／文化落後）的結果」的地位。「AIDS 是對不正常的行爲的懲罰」、「AIDS威脅無辜者」——此兩對 AIDS 的想法並不互相衝突。瘟疫隱喻的功效十分大，它讓一疾病被視爲脆弱「他者」的病和每個人的病。

再者，強調 AIDS 如何威脅每個人（爲刺激恐懼、加強歧視）是一回事，主張 AIDS 最終會影響每個人（爲解除歧視、去除污名）是另一回事。近來，急於用 AIDS 達成反異常（against deviance）意識形態動員的神話學者已遠離對 AIDS 的最激起恐慌的估計，他們堅持感染不會及於「一般人口」並將注意力轉於斥責對 AIDS 的「過度恐慌」。在 AIDS的過度曝光背後，他們看出「藉視『他們的』病爲『我們的』病來安撫少數民族」的欲望——邪惡「自由主義」價值發揮威力和美國精神衰落的進一步證據。反自由主義的 AIDS 神話學者指控，使 AIDS 成爲每個人的問題、人人都必須被教導的議題，推翻了我們對「我們」和「他們」間差異的理解；或說使對「他們」的道德判斷變得無效（在此等修辭中，AIDS繼續被等同於同性戀、雞姦）。「近年來，美國已成爲不得在課堂上討論十誡，卻可由教師教導安全性行爲。」布凱南說，以抗議近來由美國總統任命組成、由瓦特金上將（Admiral Watkins）任主席的 AIDS 調查委員會的報告中所做「禁止歧視 AIDS 患者」的「愚蠢」提議。「拋開偏見和恐懼，代之以同情」的呼籲（瓦特金報告中語）已成爲靶子，反對者認爲此呼籲削弱美國經由對性行爲的審判進行懲罰、隔離的力量（或意願）。

如梅毒一般，AIDS 似助長對一是個人／社會脆弱記號的疾病的不祥幻想。病毒侵入身體；病（或，在較新的版本裡，對病的恐懼）被描述爲侵入整個社會。一九八六年底，雷根總統宣布 AIDS「在我們的整個社會」傳播。❶但 AIDS 儘管是表達身體政治黑暗本質的工具，卻尚未在作爲內部敵人的政治隱喻上發揮很大效用，縱令 AIDS 在法國很快被加到政治惡罵語庫。勒潘已將他的一些反對者斥責爲「AIDS 的」（sidatique），反自由主義者路易・鮑威爾（Louis Pauwels）說，去年罷工的國立高等學校學生受「精神 AIDS」（sont atteint d'un sida mental）之苦。AIDS 亦尚未在作爲國際政治邪惡的隱喻上發揮很大用處。沒錯，珍妮・寇派翠克（Jeane Kirkpatrick）⑤曾把國際恐怖主義比做 AIDS，但這類警句很少見——或許因爲對該目的而言，癌症隱喻已顯得想像力豐富。

這並不意味 AIDS 不被用做隱喻，而只意味 AIDS 的隱喻潛力與癌症的不同。當亞倫・泰納（Alain Tanner）的電影《幽靈谷》（*Va Vallée Fantôme* ）中的電影導演沈思：「電影像癌，」然後糾正自己：「不，電影是有感染力的，它比較像 AIDS。」這比喻既是自覺的，也是對 AIDS

的低度利用；並非感染性，而是潛伏期提供了AIDS隱喻潛力的主要來源。是以，巴勒斯坦的以色列作家安東・沙瑪斯（Anton Shammas）在耶路撒冷周報*Kol Ha'ir*，結合醫學、性、政治幻想，最近將以色列一九四八年宣告獨立描述爲：

「以色列地上的猶太國」之AIDS，其長期的潛伏業已製造葛希・埃穆尼姆（Gush Emunim）和……梅爾・卡哈內法師（Rabbi Meir Kahane）。一切在以色列地上開始，一切將在以色列地上結束。儘管我同情同性戀者，我得很抱歉地說，AIDS主要影響同性戀者，而單一民族的猶太國必然包含自身毀滅的種子：我們稱爲民主的政治免疫系統的崩潰……洛・赫遜（Rock Hudson），曾像一Palmachnik那樣美麗，如今在Palmach⑥瓦解後奄奄一息了。以色列國曾經是美麗的……

比潛伏期更重要的是，AIDS作爲污染、變化的隱喻的潛力。癌仍常被用來作爲被害怕的東西的隱喻，縱使癌不像以前那樣被畏懼。如果AIDS能被拿來從事類似用途，那是因爲AIDS是侵略的、傳染的，而且因爲在病毒周圍有套特殊意象。

病毒學提供一套獨立於AIDS但加強AIDS神話的醫學隱喻。在AIDS成爲流行病前多年，威廉·巴勒斯（William burroughs）⑦嚴肅地宣布（得到勞利·安德森〔Laurie Anderson〕⑧的呼應）：「語言是種病毒。」病毒解釋愈來愈常被援引。直到最近，多數病毒感染都被認知爲有非常快速效應的感染，但慢性病毒感染範疇在擴大。許多中樞神經系統漸進的、致命的變化和出現於老年的腦部疾病，和所謂自體免疫疾病（auto-immune diseases），如今被懷疑是慢性病毒疾病（一些癌是病毒造成的證據也在增加）。陰謀論輕易進入「無情、狡猾、十分有耐性的病毒」的隱喻。和是複雜有機體的細菌大不相同，病毒被描述爲原始生命形式。同時，病毒的活動相當複雜。病毒不只是感染、傳染原，它們傳遞遺傳資料，它們改變細胞，且病毒演化。天花病毒數世紀保持不變，但是，流行性感冒病毒演化相當快速，以致疫苗必須每年變更以趕上病毒「包衣」的變化。❷AIDS病毒至少和流行性病毒一樣易變。誠然，「病毒」現在是變化的同義字。琳達·朗斯坦（Linda Ronstadt）最近解釋她爲何寧可玩墨西哥民俗音樂而不玩搖滾樂：「變化是我們唯一能深刻掌握的當代音樂質素。變化吧！像個病毒。」

只要「瘟疫」仍有作爲隱喻的未來，此隱喻必是透過病毒概念呈現（或許將來沒有由細菌造成的病會被視爲像瘟疫）。資訊（如今被連結於電腦的力量）受到可與病毒相比的東西的威脅，軟體病毒被描述爲行爲與生物病毒的行爲類似（生物病毒能奪走有機體遺傳密碼、輸入異形遺傳資料），被植入磁片的軟體病毒在電腦運作時複印自身入電腦的運作體系。像生物病毒一樣，軟體病毒不對電腦記憶造成立即破壞，這給剛「被感染的」軟體散播到其他電腦的時間。這類得自病毒學的隱喻（部分受AIDS話語無所不在刺激而成）到處出現（一九八七年在賓州伯利恆里海大學學生電腦中心破壞大量資料的病毒被授與PC AIDS之名。在法國，電腦專家已談及「資訊AIDS」〔le sida informatique〕問題）。這類話語加強AIDS無所不在的感覺。

現代世界的最新轉化性元素——電腦，向最新的轉化性疾病借隱喻，或許不令人意外。病毒感染過程敘述如今經常反映電腦時代語言（如當我們說一病毒通常會製造「自己的新複本」），也是不令人意外的。病毒被生動地描述爲「等待中的威脅」、「易變」、「狡猾」、「能創新」加強了「疾病可以是聰明、難測、新奇的東西」的感覺。這些比喻居AIDS概念的中心位置。由有關AIDS的概念可知，AIDS與其他被視爲像瘟疫的疾病不同。蓋雖然AIDS再現的恐懼是古老的，它作爲意外事件、嶄新疾病——嶄新審判——的身分增加恐懼。

作者註

❶ 雷根經由陳腔濫調肯定AIDS的駭人現實，與他否定自己的生病現實成對比。當被詢及在癌症手術後感覺如何？他回答：「我未罹癌，在我體內有裡面有癌的東西而它已被拿掉。」

❷ 疫苗被視為對病毒的最佳因應的原因和使病毒「原始」的東西有關。細菌與哺乳動物的細胞有許多差異，且能在宿主細胞外進行複製，這使找到專門對付細菌的物質成為可能。就與宿主細胞相連在一起的病毒而言，要區分病毒功能與正常細胞功能就十分困難了。因此，控制病毒感染的主要策略是發展疫苗，疫苗不直接攻擊病毒，但藉由預先刺激免疫系統「阻止」感染。

譯註

① 卡頓（1663-1728）為美國清教徒牧師及作家。

② 赫姆斯為美國極右派參議員，反對墮胎、同性戀甚力。

③ 波德賀瑞茲為紐約評論家、新保守主義者。

④法威爾為新福音主義者、保守派牧師，善於操縱媒體。

⑤寇派翠克為學者、外交官、專欄作家、美國少數對世界政治和國際事件真正有了解的人之一，曾在聯合國及雷根總統的內閣任職，並著有數本專著。

⑥Palmach 為以色列建國前軍事組織，居以色列歷史上重要一環，其故事為以色列建國增添文化色彩。今日許多人已忘記以色列建國時的爭戰流血，但 Palmach 爭取獨立的精神長留人心，不少與 Palmach 相關的字彙為以色列人繼續使用。Palmach 的成員稱 Palmachnik。

⑦巴勒斯，美國小說家。

⑧安德森，美國表演藝術家。

第七章

有些人不認爲有新疾病，有些人認爲許多舊病已消失；而那些被視爲新病的病也終將消失：不過，上帝已灑下大堆病，且未使任一國家得所有病：在一國家是新的病，在另一國家可能是舊的。地理新發現發現新病：如果亞、非、美洲交出它們的名單，潘朵拉盒子會膨脹，必有一新病理學。

湯瑪斯．布朗爵士

〈致友人的信，在他密友去世時〉

在一九八〇年代初被確認的 AIDS 當然不太可能是新病，最可能的是，病毒已存在一段長時間，且不只在非洲，儘管是到最近（在非洲）AIDS 才取得流行病的位階。但一般人認爲它是新病，醫學界也這麼認爲：AIDS 標誌著對疾病、醫學、性、災難態度上的轉捩點。醫學原已被視爲接近終點、迎向勝利的古老戰役。新流行病在數十年來許多人信心滿滿地認爲流行病屬於過往時興起已改變了醫學的地位。AIDS 的來臨已顯示傳染病未被征服，傳染病仍蔓延。

醫學改變了風俗，疾病將風俗變回。避孕和醫學提供的「性傳染病（及幾乎所有傳染病）易治」的保證使「視性爲無風險的冒險」成爲可能。如今 AIDS 強迫人視性爲可能有最可怕後果：自殺，或殺人（一九八○年代初在美國有對泡疹的恐慌，性在當時成爲危險物——但泡疹在多數情形不具致命性）。對 AIDS 的恐懼賦予性行爲與過去的關係：性不再將從事性的人自社會抽離，性不再被視爲只是交配；它是來自過去的傳染鎖鍊。「因此記得當一人進行性交，他們不只在與那伴侶進行性交，他們在與伴侶過去十年來所交配的每個人性交。」衛生部長鮑文（Dr. Otis R. Bowen）在一九八七年做此宣告。AIDS 將除了一夫一妻的性外的所有性顯示爲雜亂的（因此是危險的）、不正常的。

對性的恐懼是恐懼世界裡新的、受疾病支持的成員。恐癌教導我們對污染的環境的恐懼；如今我們有對污染的人的恐懼。對聖杯的恐懼，對手術的恐懼：對污染的血的恐懼，無論是基督的血或你鄰人的血。血、性液是污穢搬運者，這些液體有致命潛力，最好不碰，人們儲藏自己的血液供將來用。我們的社會中的利他行爲——捐血——已被打了折扣，因爲無人能確定所獲血液的安全。AIDS 不僅有加強美國人「性道德主義」的效果，它還加強了自利文化。自利如今被看做謹愼。

所有急性流行病——包括那些無性傳染嫌疑的流行病——都引起類似迴避／隔離做法。就一九一八至一九年的流行性感冒——流行性感冒是很容易傳染的疾病，由空氣中產生的病毒（經由呼吸系統傳染）造成——而言，人們被勸告勿握手並被督促在接吻時覆手帕在嘴上。警官被命令在進入其中有流行性感冒病人的房子前帶上薄紗面罩，就像今天許多警官在貧民區進行逮捕時所做的一樣，因爲AIDS在美國已逐漸成爲都市貧民（尤其黑人和拉丁美洲裔）的病。許多理髮師和牙醫戴面罩和手套，但殺死兩千萬人的大型流行性感冒是一十五個月的事件。在慢性流行病，預防無時或已。它們成爲社會風格的一環，而非非常時期採納的措施。

就沒有立即產生疫苗的可能、遑論治療法的流行病而言，預防在意識中扮演更大角色，但使人免於得病的努力在性傳染病遇見許多困難。美國衛生單位對傳達「安全的性」訊息向來存著疑慮。由教育部在一九八七年末發行的《美國教育指南》根本拒絕討論安全的性，而提議禁欲做預防AIDS最佳方式，令人想起第一次世界大戰期間軍人所獲「守貞是預防梅毒唯一方式和愛國任務一環」的教誨。❶談論保險套和乾淨針頭被認爲是相當於支持不正的性、禁藥（這種看法在某種程度上有其道理。「安全的性」教育確實暗示承認、容忍不同性欲表達）。在公共教育層面上較少表現性虛僞的歐洲社會就不太可能勸人守貞。「小心！AIDS。」「AIDS！別死於無知。」見於西歐廣告牌和電視螢幕達數年的這些勸告的涵義是：使用保險套。但在這些勸人小心的訊息中有一更大意義能促進此種廣告在美國被接受。使一事件眞實的方式之一是不停地說它。就AIDS而言，不停地談論相當於灌輸危機意識、「謹愼之必要」的意識。

當然，在官方虛僞與時興的放蕩間有一鴻溝。「性傳染病並不嚴重」的觀點在一九七〇年代到達頂點，這也是在許多男同性戀者重建自己爲「族群」、都市同性戀生活體制變成高效率性傳達體系的時候。對AIDS的恐懼造成節制性欲，且不只在男同性戀者間。在美國，一九八一年前的性行爲如今對中產階級而言像是一失落純眞年代的一環——在放蕩的幌子下的純眞。在二十年性放縱、性冒險、性膨脹之後，我們在性蕭條初期。回顧一九七〇年代的性文化已被比做從一九二九年經濟大蕭條回顧爵士時代。

我們所處的社會傳達出這樣的訊息：消費，成長，做你想做的事，自娛。此一（已授與行動自由、物質繁榮等自由的）經濟體系之運作仰賴鼓勵人違抗限制。欲望該是無節制的，資本主義意識形態使我們全變成自由鑑賞家，幾乎所有廣告都宣稱提供自由。這裡的自由有必要解釋一下：在富裕國家，自由已愈來愈被等同於「個人實現」——單獨享受的自由。因此身體已被重新想像爲實行自我改善的工具。既然消費受到如此多注目、自我表達被附加這樣大價值，性如何能不成爲消費者選擇？娛樂的性並不是男同性戀次文化的發明，而是資本主義文化的再發明，且獲得醫學背書。AIDS的來臨似改變了這一切。

AIDS擴大另一股訊息的力量——這股訊息逐漸被習慣於自娛的人聽見，愈來愈多這些人被吸引往自我管理、自我節制（節食、運動）計畫。看守你的欲望，照顧你自己，別死掉，別忘記追求健康。AIDS暗示限制的**必要**。它也表達一正面欲望——「對個人行爲設限」的欲望。在我們的文化裡有「AIDS正在增強」的末世感；許多人認爲世俗理想——「鼓勵放蕩」、「不對放蕩提供任何禁制」的理想——已枯竭。AIDS刺激的行爲是回歸「傳統」（如回歸人物和風景、音調和旋律、情節和人物）的一環。中產階級亂交的減少、一夫一妻情形的增加、謹愼性生活的增加在斯德哥爾摩是與小量AIDS病人相連在一起的，而在紐約，AIDS能被稱爲流行病。對AIDS的反應，儘管部分是十分理性的，卻擴大了（在一九七〇年代興起的）對現代性的許多理想的質疑：新性現實主義（new sexual realism）和調性音樂歡樂的再發現、布哥洛（Bouguereau）①、從事investment banking②、教堂婚禮同行。

對娛樂的、商業化的性的日增的恐慌不太可能減少他種欲求的吸引力，服裝店林立，便是這方面的一個明證。性交換只在深思熟慮後進行。例行服用提神藥物在（常見於一九八〇年代受過教育者間的）禁欲／性活力減退上扮演重要角色。機器提供新的、大眾化的激勵欲望、使欲望安全的方式：「電話性交」提供了「在不交換性液的狀況下進行亂交」。對接觸的避忌如今在電腦世界亦有其位置。電腦使用者被勸告留意新軟體：「未確定磁片的來源前，別放磁片到你的電腦。」所謂防毒軟體據說能提供一些保護；專家認爲，抑制電腦病毒威脅的唯一可靠方式是不分享程式和資料。此等警告可能刺激消費文化，因焦慮能帶動商品製造。

作者註

❶ 不願教導安全性行為方式之另一原因，是認為把個人性生活交給安全指南是不夠男子氣概的。海明威在《午後之死》（*Death in the Afternoon*, 1932）中表達了如下幻想：「梅毒是中世紀十字軍戰士的疾病。梅毒是由十字軍戰士帶到歐洲，它是過放蕩生活的人的病。過

混亂性生活、寧可冒險而不願用預防法的人容易得梅毒，梅毒是過放蕩生活的私通者的結局。」

譯註

①布哥洛（1825-1905），法國學院派畫家，以畫裸女見稱。他在十九世紀相當受歡迎，當時以畫歷史、宗教題材名世。

②據譯者向商界人士請教，investment banking 一詞不易在中文中找到對稱翻譯，勉強解釋，台灣的工業銀行、中華開發等銀行從事投資、承銷，便可算是一種 investment banking 的做法。

第八章

流行病總喚起對寬大、容忍的強烈抗議——寬大、容忍如今被等同於放縱、虛弱、失序、腐敗、不健康。有「要求人做檢驗」、「隔離病人和被懷疑生病的人」、「對外國人設關卡」等聲音出現。已設下重重關卡的社會，如中國（有小量 AIDS 病人①）和古巴（有大量 AIDS 病人），反應得較快速、斷然。AIDS 是每個人的特洛伊木馬：一九八八年國際奧林匹克運動會前六個月，南韓政府宣布將對所有外國參加者分發免費保險套。「這是一船來疾病，阻止其傳播的唯一方式是阻止印度人與外國人間性接觸。」印度政府醫學研究委員會主席這樣宣布，等於承認近十億人口②無擅長 AIDS 治療的醫院職員，亦無 AIDS 治療中心的窘境。他的「禁止性」的建議，就抑制性傳染病而言，就和「隔離」的建議一樣不實際。約三萬名美國婦女、妓女和被懷疑是妓女的人在第一次世界大戰時被拘留於拘留所並未造成軍中梅毒感染率的下降——就像數萬名日裔美人在第二次世界大戰時被拘留可能並未挫阻間諜活動。就 AIDS 而言，未來也可能有「隔離」的呼聲。如果醫界至今還算冷靜、理性、不願考慮隔離，那可能部分因爲感染人數尚稱有限，病的發展尚不明朗。

對 AIDS 將如何傳播——多快、傳播給誰——的不確定，始終居於 AIDS 公共話語的中心。AIDS 會始終是邊緣人口的病：傳播至所謂危險族群、然後傳播至都市貧民？或它最終會變成影響全體人口的流行病？兩個觀點同時存在。一波肯定 AIDS 威脅每個人的聲明和文章總伴隨另一波肯定 AIDS 是「他們」的病，而非「我們」的病的文章。一九八七年初，美國衛生部長預測，傳遍世界的AIDS流行病最終會使黑死病——歷史上最大流行病，消去歐洲三分之一到一半人口——「相形之下黯然失色」。一九八七年底，美國衛生部長說：「AIDS並不如許多人以爲的是一廣泛傳播於異性戀者間的大型流行病。」AIDS 的公共話語就如此徘徊在兩種性格之間。

在美國和西歐，「『一般大眾』是安全的」的說法不斷傳出，但「一般大眾」可能專指白人和異性戀者。人人皆知許多黑人得 AIDS，就像在軍隊和監獄裡有許多黑人。「AIDS病毒是一平等機會破壞者（equal-opportunity destroyer），是美國 AIDS 研究基金會近來一募款活動的口號。與「平等機會雇主」（equal-opportunity employer）爲雙關諧語，「平等機會破壞者」一詞再肯定了它所想要否定的東西：AIDS 是一在美國和西歐折磨少數民族和同性戀者的病。最近由世界衛生組織所做的預測指出，疫苗不可能很快被發展出，未來五年的 AIDS 病人將比過去五年多出十到二十倍，其中多數將是非洲人。

AIDS並非非洲人的主要死因，更非全球人口的主要死因，但AIDS很快成爲一全球事件——在紐約、巴黎、里約、金夏沙、赫爾辛基、布宜諾斯艾利斯、北京、新加坡被討論。AIDS很快變得著名，AIDS並非（如某些非洲人所主張的）因爲也折磨白人而變得有名。但我們可以確定，如果AIDS只是一非洲疾病，那無論多少人死亡，很少非洲以外的人會關心。它會是像飢荒一樣的「自然」事件，這類事件周期性蹂躪貧民、人口過剩的國家，富裕國家人民對此現象覺得無助。由於AIDS是一全球事件——即由於它影響西方——它被視爲不只是一自然災害，它充滿歷史意義（歐洲與新歐洲國家的自我定義的一環是，第一世界是大災難是歷史塑造〔history making〕的地方，而在貧窮亞、非國家大災難是自然的一部分）。AIDS也不是（如某些人所以爲的）因爲在富裕國家先折磨一群有教養、能言善道、知道如何爲AIDS採集防治資源的白人男性而變得有名。AIDS占據我們的意識的很大部分，因爲它所代表的東西，它像是所有災難的總和。

生物學者和公共衛生官員預測的，是比能被想像的或社會（和經濟）能容忍的糟得多的東西。負責任的官員都不會有「非洲經濟及衛生單位能應付 AIDS 的傳播」的希望，同時每天我們能讀到 AIDS 對有最多病人的國家——美國——造成損害的最可怕估計。高額金錢被編列作為在未來幾年將生病的人提供起碼照顧的經費。美國人視 AIDS 為全國性緊急事件，「可能是吾國的災難」。《紐約時報》一位編輯去年指出：「我們都知道事實，我們活在一前所未有的瘟疫時代。我們能假裝它不存在，或為別人存在，以假裝糊塗的態度過下去……」一張法國海報顯示一幽浮般大黑雲籠罩、弄污其下的六角形國家，在此形象上方寫著：「抹去那陰影是每個人的責任。」下方寫著：「法國不想死於 AIDS。」此等話語請求大眾面對一（出現在每個大眾社會的）空前的威脅。此種修辭自有生命：它使（同追求累積、娛樂牴觸的）大眾團結精神流通著。

國家、文明社會、世界的生存據說瀕臨危險——此等主張經常被拿來建構鎮壓論（非常時期要求「非常手段」等等）。AIDS 勾起的世界末日語言建構了鎮壓論，但它也做了別的事情。它提供對災難的冷靜透徹的思考，著名哈佛科學史學家史蒂芬・古爾德（Stephen Jay Gould）指出，AIDS 可與核武並列為「當代的最大危險」。但縱使 AIDS殺滅四分之一人類——此預測古爾德認為合理——「還會有許多人留下來，我們能重新開始。」不屑道德家的悲嘆，古爾德這位理性、慈悲的科學家提出安慰：AIDS 是沒有意義的災害。「AIDS 是一自然現象，而非有道德意義的事件，」古爾德指出：「在 AIDS 的傳播中沒有訊息。」自然，把「道德審判」這樣的意義加諸傳染病傳播是很荒謬的，但如此冷靜地思考大規模死亡，可能也很荒謬。

我們的時代中許多公共話語表達「談論可能導致毀滅性災難的種種危險」的欲望，如今又多了一樣這樣的公共話語。在海洋、湖泊、森林的死亡、貧窮地區的人口的未受抑制的成長、核能災害（如車諾比）、臭氧層的破損、超級強國間核戰的永恆威脅以外，如今又多了 AIDS。在世紀末時，末世思想的興起可能是不可避免的。然而，AIDS 引起的毀滅幻想不能僅由曆法解釋，也必須由「對災難情節的需要」（need for an apocalyptic scenario）解釋（美國，如人所說的，是一有著教會——易於宣布徹底結束和嶄新開始的福音派新教會——精神的國家）。對災難情節的愛好反映對主宰恐懼的需要，它也顯示對災難的執迷。文化衰竭感引起對大掃蕩的期望。沒有人要瘟疫，當然。但，是的，瘟疫會是個重新開始的機會；而重新開始是非常現代、非常美國的意念。

AIDS 可能擴大了對災難情節的愛好。隨著災難話語的膨脹而來的，是末日說的日益坐大。一永恆現代情節：審判隱隱迫近……而它並未發生，但它仍迫近，我們在末日說的脅迫中。有尚未發生的審判：在我們頭上方的飛彈，彈頭內有能摧毀所有生命的核能。有正在發生的審判——如第三世界負債、如人口過剩、如生態災害；也有像發生又像未發生的審判——如一九八七年十月股票市場崩盤，這是像一九二九年十月股票市場大崩盤的「大崩盤」，但別人又告訴我們沒那麼嚴重。最後審判如今是一連續劇：不是「現代啓示錄」而是「從現在起的啓示錄」。最後審判已成爲像發生又像未發生的事件。可能一些最可怕的事件（如環境遭到無法挽回的破壞）已經發生，但我們不知道，因爲標準已改變。或因爲我們沒有測量災難的合適器具。或只因爲這是一慢性災難。

現代生活使我們習慣於與對災難的察覺相處。事件變成好幾重（照相機在一八三九年的發明使現實加倍）。除了事件的照相或電子擬象外，也有對事件的結果的計算，現實已分叉眞實事物和它的另類版本。有事件和它的影像，有事件和它的投射。對人們而言，眞實事件經常只剩下「影像」此一眞實，我們對事件的反應需要影像的肯定。

「未來取向」是二十世紀的思想特徵，就像「歷史取向」（如尼采所指出）改變了十九世紀的思考。能估計事件如何發展至未來是對社會／科學過程較成熟的理解的必然副產物。正確估計事件未來的能力擴大了權力的內容，因爲它使我們知道如何面對現在。但隨著知識增加，對未來的觀照已變成一幅災難圖。每個過程都是展望，並邀來受統計數字支持的預測。例如：現在的數字……三年內、五年內、十年內；且當然不忘預測世紀末時。任何在歷史或自然中能被描述爲不斷變化的東西都能被視爲朝向災難。專家對未來的說法有助此新雙重現實感。有現在發生的事情，有它引向的事情：迫近的災難。

兩種災難！想像輾轉兩種災難間。我們有的流行病與我們可能有的流行病間的差異就像我們有的戰爭（所謂有限戰爭）和我們可能有的更可怕的戰爭間的差異。蓋在死亡人數不斷增加的流行病之上是一不同的、更大的災難。令人毛骨悚然的估計被向下修正不引起人注意，如人口統計上的預測一般，大消息通常是壞消息。

末日預言容易製造否定現實的反應。因此，在多數核戰討論裡，理性（being rational）意味著不承認人間現實，而承認人類的危境意味著堅持「迅速拆除危險」的不切實際的要求。此公共態度的分裂（分裂成不人性和太人性）在 AIDS 並不明顯。專家斥責屬於 AIDS患者和 AIDS 發源地的陳腔濫調，強調 AIDS 屬於比男同性戀者更廣的人口，且屬於全世界，而非僅屬於非洲。❶ 蓋儘管 AIDS 已變成疾病中最富意義者，但明顯地，污名化 AIDS患者的衝動是有牽制的。「AIDS 是人對未來恐懼的完美容器」，多少打消「把 AIDS 定位在男同性戀者或黑暗大陸」

的努力。

像工業污染和新全球經濟市場體系的效應一般，AIDS 危機是一「無事是區域性的、地方的、偏居一隅的；每事和每問題都是（或必成爲）遍及全球的」世界的證據：貨物流通（包括影像、聲音和文件），垃圾流通：St. Etienne、Hannover、Mestre、Bristol 的有毒工業廢物被棄置在西非沿海城市；人流通；疾病流通。從優勢者的觀光、商務旅行，到貧困者從鄉村到城市、從國家到國家的遷移——凡此種種行動自由、互相聯絡（和隨之發生的舊社會／性禁忌的瓦解）對進步資本主義經濟的運作是重要的。但如今此空間中互相關聯是一（有時被描述爲對人類的威脅的）健康威脅的搬運者；對 AIDS 的恐懼是與其他正在開展的災難（尤其是那些顯示環境惡化的災難）分不開。AIDS 是地球村 dystopian ③ 先驅之一，那未來已在這裡、總在我們眼前，無人知道如何拒絕。

連最後審判也能成爲尋常期待，這似乎很不可思議。但可怕的病成爲尋常是很可期待的事，即使充滿意義的病也能成爲只是病。譬如痲瘋就是這樣，雖然世界上約有一千萬人罹患如今所謂罕生氏病（Hansen's disease，罕生是挪威醫生，他在逾一世紀前發現痲瘋桿菌）。當 AIDS

受到更多了解並可治療，它定會平常化。暫時，諸多個人經驗和社會政策視 AIDS 語言擁有權競爭而定：AIDS 如何在辯論和陳腔濫調中被擁有、吸收。疾病藉以取得意義、打上烙印的過程總是值得挑戰，且此過程在現代世界的可信性較低——這過程如今在監督下。就 AIDS 此一引起許多罪疚和羞愧的疾病而言，使它脫離意義、隱喻的努力似特別鼓舞人。但隱喻不能僅藉戒絕來疏遠，它們必須被暴露、批評、鞭打、用罄。

並非所有被用於疾病和疾病治療的隱喻都同樣討厭，我最希望看到退休的隱喻——尤其自從 AIDS 興起之後——是軍事隱喻。它的反面，公共福利（medical model of the public weal），就影響而言可能更爲危險，因爲它不只提供威權統治的理由，而且暗示鎮壓和暴力的必要性。但疾病的軍事隱喻的效應亦十分驚人，它過度動員，它過度描述，它大大有助病人的被放逐和污名化。

不，軍事隱喻是不可取的。我們並未被侵略。身體不是戰場。病人不是不可避免的死傷者，也不是敵人。我們——醫學、社會——未被授權回擊……關於軍事隱喻，我願衍譯律克里修的話：把它還給戰爭製造者。

作者註

❶「除非AIDS在所有國家被阻止，它無法在任何國家被阻止。」日內瓦世界衛生組織退職首長Dr.Halfdan Mahler在第四屆國際AIDS研討會（斯德哥爾摩，一九八八年六月，AIDS危機的全球性格是這次會議的主題）上這樣宣布。「AIDS是遍及全球的、無一洲倖免。」法國AIDS專家Dr. Willy Rozenbaum這樣說：「除非它在每處被征服，它無法在西方被征服。」與「全球責任」語言成對比的，是「AIDS被視為一種對社會生存能力的達爾文式考驗，不能自衛的國家會遭淘汰」的觀點。德國AIDS專家Dr.Eike Brigitte Helm已宣布：「已可看出，在很多地方，AIDS將大幅改變人口結構，尤其在非洲和拉丁美洲。不能預防AIDS傳播的社會，前途極慘。」

譯註

①從現今情形來看，中國已不是有小量AIDS病人的國家。據報導，在中國感染AIDS病毒人口呈大幅增加，到二〇〇〇年底，大陸愛滋病毒感染者將累計達到六〇至一百萬人。

② 印度人口已在二〇〇〇年四月突破十億。

③ dystopian 指極糟的社會，係 utopia 之對。

譯序

刁筱華

蘇珊・桑塔格一九七八年出版的《疾病的隱喻》、一九八九年刊行的《愛滋及其隱喻》當中所提到的三種病——結核病、癌症、愛滋，都仍是現在的病。

結核病，照本書中所言，是「十九世紀的病」，意謂結核病已被克服，但結核病在二十世紀末又有捲土重來之勢。據報載，結核病是目前全球各種傳染病中引起最多死亡的疾病，直到去年爲止，仍高居國人死亡原因排行榜第十二位、傳染病第一名。山區居民、糖尿病患、經常服用類固醇患者、癌症患者，是感染結核病高危險群。

倒是，「結核病是浪漫文人的病」的迷思，似乎已隨著那個浪漫時代一起消逝。

癌亦仍是今日的病。恐癌的程度雖不若從前，但隨著報章上「四分之一人口得癌」等數據及隨之而來的保健知識、周圍不時傳出某人罹癌消息，許多人對癌仍警戒著。癌固然已是「可治的」，但似仍有某些灰色地帶存在，諸如末期的癌、重要器官的癌，仍與死亡不脫聯繫。癌與死亡間的等號似仍在「半解離」狀態，但無疑對癌的恐懼已隨著醫學進步而降低。進入二十一世紀，全世界生化科技界對開發癌症特效藥都卯足全力，競相投入研發行列，相信對癌症治療取得進一步突破是指日可待的。

醫學進步使得癌症不再那麼可怕，愛滋病取代了癌「令人聞之色變」的地位。愛滋從少數零星病例的存在、到成爲剝奪千餘萬人性命、人人聞之色變的「世紀黑死病」，其間不過十餘年。隨著雞尾酒療法發明，疫苗明年起將在中國大陸進行臨床實驗，許多人燃起希望：愛滋終將成爲可治癒的病，今日附在愛滋身上的種種迷思、恐懼、悲劇終將成爲歷史。

是的，以歷史的觀點觀看疾病，正是桑塔格撰寫《疾病的隱喻》、《愛滋及其隱喻》的目的。唯有剝除疾病「自然」的外貌，將疾病還原到時間遞嬗、環境變易的歷史之流中，我們才能趨近疾病眞正的樣子、解除對疾病的莫名恐懼和根深偏見。正如桑塔格所言，一旦疾病的起因清楚、療法有效，附在它身上的迷思自會消褪。如果結核病如此狂妄、癌仍令人疑懼不安、愛滋悲劇屢屢發生，那是因爲我們正在歷史的這一點上，但這三種病在未來的面貌應當不同。除了歷史性、反思性角度外，讀者當可發現，桑塔格以文化觀點思考病的角度也是理性、科學、勇氣十足的。桑塔格以理性態度面對自己的罹癌，勇敢接受化療，終於抗癌成功，這使她抒寫疾病的「理性」基調，增添幾分可信。

說桑塔格理性，並未否定她重「情」一面。事實上，桑塔格思索疾病與愛滋的這兩本書直可看成一篇抒情散文，文學的筆觸在書中俯拾即是。桑塔格的散文是學、識、情皆不缺的，也因此她的文章是既有深度、又不枯燥。

桑塔格的這兩本思索疾病著作更讓我們思考「隱喻」爲何物。當打在愛滋病身上的「罪」烙印依舊如此深刻、癌的催眠療法（解除壓抑、啓動潛意識系統）爲某些治療者所提倡、疾病的「身心靈」療法爲不少人採納，我們不得不承認桑塔格所說的：隱喻性思考是不可能完全免除的。但桑塔格說對了：隱喻不可能不存在，我們對它所能做的是察覺它的存在、盡力與它拉開距離。如果 take the thing as it is 是永難企及的理想，那麼，不也是此永難企及（但又極力想趨近）賦予事物理解過程張力。

以下就當是譯此書的 personal note 吧！年紀漸長，頗能體會桑塔格所言「每個人遲早成爲疾病王國一員」，那麼就趁疾病來臨前，珍惜、享受尚康健的每一日。一旦遇病，便以達觀精神醫之療之（也只能如此）。走過悲劇後譯此書，內心感受極爲複雜，時覺文字之無力，但覺得如果經由此書，能增進理解、啓發思考、添關懷、減歧視，即便只是一點點，也是好的。

再要說明的是，此譯本係根據 *Illness as Metaphor* 與 *AIds and Its Metaphors* 合訂本（Penguin

Books 1991）全文譯出，在翻譯過程中，幸得到台大外文系助理教授王寶祥先生的幫助，爲我解惑甚多，不少困難處迎刃而解，在此向他致謝。也感謝出版此書的人，桑塔格此兩書面世已久，但大體不過時，多數內容經得起時間之考驗，今日出版中譯本絲毫不嫌遲的。譯者在翻譯過程中多次細讀原文，務求盡解每字每句，深知不可能達至無瑕，只盼錯誤減至最低、不負此兩書之已成爲經典。不少字經過譯者苦心斟酌，但在此限於篇幅，僅就一字提出說明。Illness as Metaphor 一般譯爲《疾病的隱喻》，但衡諸 metaphors 在書中用法，metaphor 其實以譯爲「比喻」爲宜（即包括明喻、暗喻），譯者將書中數處 metaphors 譯爲「比喻」，但書名仍從俗，譯成「隱喻」。

二〇〇〇年六月，台北

國家圖書館出版品預行編目資料

疾病的隱喻／蘇珊・桑塔格(Susan Sontag)作；刁曉華譯.
－－初版. －－臺北市；大田，民89
面；　公分. －－（智慧田；25）
譯自：Illness as metaphor; and, AIDS and its metaphors
ISBN 978-957-583-928-4 (平裝)

1. 疾病社會學

410.15　　89014676

智慧田 025

疾病的隱喻
作者：蘇珊・桑塔格
譯者：刁筱華

發行人：吳怡芬
出版者：大田出版有限公司
台北市106羅斯福路二段95號4樓之3
E-mail:titan3@ms22.hinet.net
http://www.titan3.com.tw
編輯部專線（02）23696315　傳真（02）23691275
【如果您對本書或本出版公司有任何意見，歡迎來電】
行政院新聞局版台業字第397號
法律顧問：甘龍強律師

總編輯：莊培園
主編：蔡鳳儀　編輯：蔡曉玲
企劃行銷：蔡雨蓁　網路行銷：陳詩韻
校對：刁筱華／詹宜蓁
初版：二〇〇〇年（民89）十一月十日　定價：220 元
四刷：二〇〇八年（民97年）九月三十日

總經銷：知己圖書股份有限公司
（台北公司）台北市106羅斯福路二段95號4樓之3
TEL:(02)23672044・23672047　FAX:(02)23635741
郵政劃撥：15060393
（台中公司）台中市407工業30路1號
TEL:(04)23595819　FAX:(04)23595493

國際書碼：ISBN 978-957-583-928-4 / CIP: / 410.15　89014678

廣 告 回 郵
北區郵政管理局登
記證北台字1764號
免 貼 郵 票

To：**大田出版有限公司　編輯部收**

地址：台北市106羅斯福路二段95號4樓之3

電話：（02）23696315-6　　傳真：（02）23691275

E-mail：titan3@ms22.hinet.net

From：地址：

姓名：

＊請沿虛線剪下，對摺裝訂寄回，謝謝！

TITAN
大田出版

智　慧　與　美　麗　的　許　諾　之　地

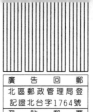

＊請沿虛線剪下，對摺裝訂寄回，謝謝！

閱讀是享樂的原貌，閱讀是隨時隨地可以展開的精神冒險。

因爲你發現了這本書，所以你閱讀了。我們相信你，肯定有許多想法、感受！

讀 者 回 函

你可能是各種年齡、各種職業、各種學校、各種收入的代表，

這些社會身分雖然不重要，但是，我們希望在下一本書中也能找到你。

名字／ ____________ **性別／**□女 □男 **出生／** ____ 年 ____ 月 ____ 日

教育程度／ ____________________

職業：□ 學生 □ 教師 □ 內勤職員 □ 家庭主婦

□ SOHO族 □ 企業主管 □ 服務業 □ 製造業

□ 醫藥護理 □ 軍警 □ 資訊業 □ 銷售業務

□ 其他 ____________

E-mail/ ______________________ 電話/ ____________

聯絡地址： ______________________________

你如何發現這本書的？ **書名：疾病的隱喻**

□書店閒逛時 ________ 書店 □不小心在網路書站看到（哪一家網路書店）________

□朋友的男朋友（女朋友）灑狗血推薦 □大田電子報或網站

□部落格版主推薦 ______________________

□其他各種可能性，是編輯沒想到的 ______________________

你或許常常愛上新的咖啡廣告、新的偶像明星、新的衣服、新的香水……

但是，你怎麼愛上一本新書的？

□我覺得還滿便宜的啦！ □我被內容感動 □我對本書作者的作品有蒐集癖

□我最喜歡有贈品的書 □老實講「貴出版社」的整體包裝還滿 High 的 □以上皆非 □可能還有其他說法，請告訴我們你的說法

____

你一定有不同凡響的閱讀嗜好，請告訴我們：

□ 哲學 □ 心理學 □ 宗教 □ 自然生態 □ 流行趨勢 □ 醫療保健

□ 財經企管 □ 史地 □ 傳記 □ 文學 □ 散文 □ 原住民

□ 小說 □ 親子叢書 □ 休閒旅遊□ 其他 ______________

一切的對談，都希望能夠彼此了解，否則溝通便無意義。

當然，如果你不把意見寄回來，我們也沒「轍」！

但是，都已經這樣掏心掏肺了，你還在猶豫什麼呢？

請說出對本書的其他意見：

大田出版有限公司編輯部 感謝您！